Chinglembi Nongthombam
Nitin Gulve

Controlo de Infeção em Ortodontia

Chinglembi Nongthombam
Nitin Gulve

Controlo de Infeção em Ortodontia

Esterilização de instrumentos ortodônticos

ScienciaScripts

Cover image: www.ingimage.com

This book is a translation from the original published under ISBN 978-620-2-05320-4.

Publisher:
Sciencia Scripts
is a trademark of
Dodo Books Indian Ocean Ltd. and OmniScriptum S.R.L publishing group

120 High Road, East Finchley, London, N2 9ED, United Kingdom
Str. Armeneasca 28/1, office 1, Chisinau MD-2012, Republic of Moldova, Europe
Printed at: see last page
ISBN: 978-620-7-73530-3

ÍNDICE

RECONHECIMENTO

"Inclino a minha cabeça humildemente ao Todo-Poderoso por todas as suas bênçãos."

Aproveito esta oportunidade para expressar a minha profunda gratidão ao **Dr. Nitin D Gulve**, Professor e Diretor do Departamento de Ortodontia e Ortopedia Facial, que tem sido o meu guia e uma fonte constante de inspiração e apoio. Estou-lhe extremamente grato por ter sido muito paciente e encorajador ao longo de todo o meu percurso de estudo. Agradeço-lhe sinceramente por todos os esforços que fez para me ajudar a melhorar e a aperfeiçoar esta dissertação da biblioteca. Ele tem sido muito encorajador todos os dias da minha formação pós-graduada e estou-lhe verdadeiramente grato por ter feito emergir em mim um melhor estudante todos os dias.

Estou grato ao **Dr. Sanjay Bhawsar**, Diretor do MGV'S KBH Dental College and Hospital, Nashik, por me ter dado a oportunidade de fazer parte desta instituição.

Estou grato à **Dra. Sheetal Patani,** ao Dr. **Hrushikesh Aphale e** à **Dra. Radhika Shukla** pela sua ajuda constante.

Os meus sinceros agradecimentos aos meus superiores, **Dr. Pallavi More, Dr. Shweta Dhope, Dr. Kanchan Wadekar** e aos meus colegas**, Dr. Hemaunshi Patil** e **Dr. Rashi Rauka,** por todo o seu apoio e ajuda generosa.

Estou grato aos meus colegas **Dr. Anuja Bhavsar, Dr. Gargilaxmi Elkunchwar e**

Dr. Dnyaneshwari Kakade pela sua ajuda.

Não consigo exprimir por palavras a minha gratidão aos meus queridos pais, **(L) Sr. Surendra Singh,**

A Sra. Punyabati Nongthombam e o meu irmão, **Chinglemba Nongthombam,** pela sua motivação e grande amor. É devido à sua forte convicção e confiança que estou aqui hoje. Estou-lhes verdadeiramente grato.

Dr. Chinglembi Nongthombam.

CAPÍTULO 1. INTRODUÇÃO

Os procedimentos de controlo de infecções, embora bem reconhecidos na medicina geral e na cirurgia, chegaram tarde à medicina dentária. As infecções cruzadas são uma ameaça tanto para o profissional de medicina dentária como para o doente numa situação dentária. Um controlo deficiente das infecções por parte dos profissionais de medicina dentária pode comprometer a segurança dos doentes, colocando-os em risco indevido de desenvolver infecções. Mahboobi et al referiram que os dentistas têm o maior risco de contrair infecções cruzadas entre os profissionais de saúde, com uma experiência 2,5 a 6 vezes maior de hepatite B entre os dentistas.

Ignaz Semmelweis, um médico húngaro (1818-1865), atualmente considerado como o "pai do controlo de infecções", demonstrou pela primeira vez que os médicos causavam mortes por não lavarem as mãos antes de examinarem os doentes. Diariamente, o dentista e o seu pessoal correm o risco de serem expostos a um vasto leque de doentes com doenças do sangue, como o VIH/SIDA, a hepatite B e a hepatite C, e doenças transmitidas pelo ar, como a gripe e a tuberculose. Isto deve-se à natureza do ambiente oral, que é rico em flora bacteriana aeróbica e anaeróbica diversificada. A infeção pode ser transmitida diretamente por fluidos orais, sangue, instrumentos e superfícies contaminados ou através do sistema respiratório. Certos profissionais de medicina dentária, como as equipas de pediatria e ortodontia, são mais propensos a infecções como a papeira, o sarampo, a varicela, o citomegalovírus, etc.

A necessidade de os consultórios ortodônticos reavaliarem sua abordagem em relação à assepsia é enfatizada por um estudo recente que indica que o ortodontista tem a segunda maior incidência entre os profissionais da área odontológica de adquirir hepatite B. Com o aumento do risco de negligência, o ortodontista poderia se beneficiar se tivesse alguma política de esterilização estabelecida na literatura ortodôntica, que descrevesse padrões inatacáveis para uma prática ortodôntica. O risco de infeção é maior para o ortodontista e sua equipe do que para os pacientes. O maior perigo para o ortodontista e sua equipe é a perfuração da pele com instrumentos contaminados ou bordas afiadas de aparelhos ortodônticos. Qualquer pequeno corte ou abrasão nas mãos do ortodontista pode permitir a entrada de quantidades mínimas de soro, suficientes para causar infeção. Uma vez que o ortodontista e sua equipe, os instrumentos e suprimentos, e as superfícies operatórias são os elos da cadeia de contaminação cruzada, estas são as três áreas para as quais o ortodontista deve direcionar sua atenção.

Durante vários anos, a imersão de instrumentos em água a ferver foi o método de eleição para a descontaminação de instrumentos. As recomendações, como as "precauções universais" ou as "precauções padrão", aceleraram a utilização generalizada de luvas como barreiras pelos profissionais de medicina dentária. A British Dental Association (BDA), em 1986, e o CDC, nos EUA, em 1987, recomendaram as precauções universais para a prevenção de infecções transmitidas pelo sangue.

Para proteção tanto do médico como do doente, as técnicas de esterilização são da maior importância na prevenção de doenças infecciosas. Isto tem um significado especial na medicina dentária, porque se encontram mais microrganismos na cavidade oral do que em qualquer outra parte do corpo. As normas de controlo de infecções e as precauções universais mantiveram-se geralmente inalteradas, mas os avanços tecnológicos, os novos produtos, os novos materiais e os novos dados exigem uma avaliação constante e ajustamentos das técnicas em conformidade. Por conseguinte, é nossa obrigação aplicar as práticas de desinfeção e esterilização mais recentes para obter os melhores resultados. As primeiras instruções gerais de controlo de infecções para a medicina dentária foram publicadas pelo Centro de Controlo e Prevenção de Doenças (CDC) em 1986 e estão a ser actualizadas a este respeito. O princípio principal é considerar cada doente como estando infetado, porque muitas doenças infecciosas podem estar presentes num indivíduo sem quaisquer sinais ou sintomas, especialmente numa fase inicial. A Associação Americana de Dentistas recomenda a todo o pessoal que faz parte da equipa dentária que aplique as precauções universais, previna a infeção e a contaminação cruzada. As precauções universais sugerem a aplicação normalizada de técnicas de controlo de infecções e de esterilização para cada doente.

REFERÊNCIAS

1. Anil S, Samaranayake LP, Georges Krygier. *Controlo prático de infecções em medicina dentária.* 1st ed. Delhi AITBS Pub; 1999

2. Jawdekar MA. Política de controlo de infecções na prática dentária: Uma abordagem baseada em provas. J Contemporary Dentistry. 2013; 3:82-86.

3. Punia P, Kumar D, Tanwar R, Solanki R, Khangwal M. Métodos de esterilização em ortodontia. Int J Dent Health Sci 2014; 1:610-616.

4. Vinay P, Reddy G, Hedge N, Priyadarshini. Métodos de esterilização em ortodontia. Uma revisão. Int J Dent Clinics 2011; 3:44-47.

5. Starnbach H, Biddle P. Uma abordagem pragmática da assepsia no consultório ortodôntico. Angle Orthod 1980; 50:63-66.

6 Gerald E. Smith. Esterilização de bandas ortodônticas com esferas de vidro. Am J Orthod. Dentofac. Orthop. 1986; 90:243-9.

CAPÍTULO 2. HISTÓRIA

Nos trabalhos de **Hipócrates** (460-377 a.C.), **Verona** (2nd século a.C.), **Lucretino** (95-55 a.C.), **Plínio** (23-79 d.C.), **Galeno** (131-211 d.C.) e outros cientistas da época, foi descrita a hipótese da natureza viva (contagium vivum) das doenças contagiosas.

Varo e Columella (século 1st a.C.) sugeriram que as doenças eram causadas por organismos invisíveis (animalia minuta) inalados ou ingeridos.

Fracastorious de Verona (1546) considerou que o contagium vivum podia ser a causa das doenças infecciosas.

Kircher (1659) conseguiu encontrar vermes minúsculos no sangue de um doente com peste. É mais provável que tenha observado talvez apenas células sanguíneas com o aparelho de que dispunha na altura.

Anton Van Leeuwenhoek (1632-1723) foi o primeiro a observar bactérias e é considerado o "Pai da Microbiologia". Leeuwenhoek, natural de Delft, nos Países Baixos, era um comerciante e político, que tinha como hobby fabricar lentes. Também inventou o microscópio simples.

Como os micróbios não são visíveis a olho nu, a observação teve de esperar pelo desenvolvimento do microscópio. O crédito pela observação e descrição das bactérias é atribuído a Antony Van Leeuwenhoek de Holanda (1683). Encontrou muitos microrganismos em materiais como a água, a lama, a saliva e o conteúdo intestinal de indivíduos saudáveis, e reconheceu-os como seres vivos ("animalcules") porque nadavam ativamente. **Robert hook**, um contemporâneo de Leeuwenhoek, desenvolveu o microscópio composto em 1678 e confirmou a observação de Leeuwenhoek.

Von Plenz (1762) propôs que cada doença era causada por um agente separado.

Oliver Wendell Holmes (1843) e **Ignaz Semmelweis**, em Viena (1846), defenderam independentemente o ponto de vista de que a sépsis puerperal era transmitida pelas mãos contaminadas de obstetras e estudantes de medicina. Foi sugerida a lavagem das mãos em solução anti-séptica para a sua prevenção.

O desenvolvimento da microbiologia como disciplina científica data de **Louis Pasteur** (1822-95). Introduziu técnicas de esterilização e desenvolveu a esterilização a vapor, o forno de ar quente e o autoclave. Raciocinou corretamente que as leveduras globulares eram responsáveis pela fermentação dos hidratos de carbono em álcool. Durante estes estudos, instituiu um processo muito prático de aquecimento da cerveja para matar as formas microbianas. Este processo de pasteurização é atualmente utilizado para evitar a decomposição microbiana do leite, cerveja, vinhos e outros produtos.

Uma aplicação imediata do trabalho de Pastures foi a introdução de técnicas anti-sépticas na cirurgia por **Joseph Lister** (1827-1912), que provocou uma diminuição acentuada da mortalidade e da morbilidade devidas à sépsis cirúrgica. A cirurgia anti-séptica de Lister, que envolveu a utilização de ácido carbólico, foi um marco na evolução da prática cirúrgica, desde a era do "Laudable Pus" até às técnicas assépticas modernas.

Willoughby Dayton Miller (1853-1907) é considerado o "Pai da Microbiologia Oral". Em 1879, mudou-se para Berlim, onde começou a estudar os microrganismos orais num pequeno laboratório próximo do de Koch. Entre 1881 e 1907, publicou 164 artigos e escreveu o famoso livro Die Mikroorganisms Der Mundhole (Os microrganismos da boca).

Robert Koch, um médico de formação, estava extremamente familiarizado com as doenças infecciosas comuns da sua época e, por isso, grande parte do seu trabalho dizia respeito a elas.[8] É também conhecido como o pai da bacteriologia.

Em 1910, o médico inglês **William Hunter** chamou a atenção da medicina e da medicina dentária para o facto de que as doenças da boca e as coisas feitas em nome da medicina dentária têm uma relação muito definida com a saúde geral.

REFERÊNCIAS

1. R Ananthnarayan, Ckj Paniker - *Livro de Texto de Microbiologia.* 9th ed. A.P. Medical and Health Services; 2013.

2. Satish Gupte. *The Short Textbook of Medical microbiology.* 8th ed. JP Medical Publishers. 2002.

3. Jerry R. McGhee, Suzanne M. Michalek, Gail H. Cassell. *Dental microbiology.* Lippincott Williams e Wilkins. 1982.

CAPÍTULO 3. DOENÇAS INFECCIOSAS DE INTERESSE NA PRÁTICA DENTÁRIA

Antes de aprender os procedimentos de controlo de infecções, é importante que todos os dentistas e profissionais de saúde dentária conheçam as doenças infecciosas que representam um risco de transmissão na medicina dentária.

As cinco principais classificações de microrganismos são os vírus, as bactérias, os fungos, os parasitas e os protozoários. Destes, apenas alguns têm um impacto significativo na equipa dentária.

Capacidade patogénica dos microrganismos

A capacidade dos microrganismos para causar doenças depende de três factores importantes: -

- Virulência
- Resistência do hospedeiro
- Concentração

Virulência

A virulência é a força ou a capacidade de produção de doenças de um agente patogénico. Muitas vezes, um agente patogénico virulento é altamente resistente às tentativas de o matar. Por exemplo, o sangue infetado pelo VHB proveniente de uma lâmina de barbear ou de um corte de papel é suficiente para transmitir a doença a outro indivíduo. Por conseguinte, o VHB é um vírus de elevada virulência.

Resistência do hospedeiro

A resistência do hospedeiro é a capacidade da pessoa para combater a doença. Geralmente, as pessoas que gozam de boa saúde e que não estão comprometidas do ponto de vista médico têm uma resistência mais elevada do que os membros de grupos de risco ou que praticam estilos de vida pouco saudáveis. Um dos melhores métodos para aumentar a resistência do hospedeiro nos profissionais de saúde dentária é submeter-se à série de imunizações disponíveis para doenças infecciosas.

Concentração-

Quanto mais microrganismos produtores de doenças estiverem presentes, maiores serão as suas hipóteses de causar ou propagar a doença.

CLASSIFICAÇÃO DAS DOENÇAS INFECCIOSAS DE INTERESSE PARA A MEDICINA DENTÁRIA-

INFECÇÕES VIRAIS-

Um vírus é um tipo de microrganismo capaz de causar doenças no ser humano. Os vírus são parasitas obrigatórios. Raramente vivem durante longos períodos fora do corpo vivo e não podem reproduzir-se fora de qualquer tipo de célula viva.

Infeção viral preocupante na prática dentária

Vírus	**Fonte de infeção**	**Principais vias de transmissão**	**Infeção**
Vírus da hepatite A (VHA)	Alimentos / água	Inalação /inoculação	Hepatite infecciosa
Hepatite B Vírus (VHB)	Sangue/fluidos corporais	Inoculação	Hepatite sérica
Hepatite C Vírus (HCV)	Sangue	Inoculação	Hepatite pós transfusional não A não B
Hepatite D Vírus (HDV)	Sangue	Inoculação	Hepatite Delta
Hepatite E Vírus (HEV)	Água	Inalação /inoculação	Vírus não A não B transmistido entérico
Hepatite F Vírus (HFV)	Sangue	Inoculação	Hepatite F

Hepatite G Vírus (HGV)	Sangue	Inoculação	Hepatite G
Vírus da imunodeficiência humana (VIH)	Sangue/sementes	Inoculação	Síndrome de imunodeficiência adquirida (SIDA) /SIDA complexo relacionado (ARC)
Herpes simples Vírus tipo I (HSVI)	Secreções / lesões oro-nasofaríngeas	Inoculação	Herpes oral/ branqueamento herpético/ceratite herpética
Vírus do herpes simplex tipo 2 (HSV2)	Secreções vaginais/peneais/ lesões.	Inoculação	Herpes genital
Vírus citomegalo	Saliva / sangue	Inoculação	Doença no feto / doentes imunocomprometidos
Epstein-Barr vírus	Saliva / sangue	Inoculação	Mononucleose infecciosa
Vírus da rubéola	Secreções oro-nasofaríngeas	Inalação	Patologia fetal / meninigite/ parotidite
Vírus da papeira	Secreções oro-nasofaríngeas	Inalação	Parotidite/ meningite
Vírus da gripe	Oro- secreções	Inalação	Gripe / constipação

	nasofaríngeas		comum
Para-influenza / rinoceronte/adeno vírus	Secreções oro-nasofaríngeas	Inalação	Infecções inespecíficas do trato respiratório superior e inferior
Herpeszoster vírus (HZV)	Propagação da lesão/gotícula	Inalação/ inoculação	Varicela
Vírus do papiloma	Lesão	Inoculação	Papilomas das mucosas / da pele
Vírus Coxsackie	Secreções orofaríngeas	Inalação/ inoculação	Mão, pé, boca, doença / sangue herpangina.

(I)HEPATITE VIRAL

Existem pelo menos cinco vírus da hepatite que causam a doença clinicamente semelhante: hepatite A, B, C, D e E.

Tipos e características da hepatite viral

	A	B	C	D	E
Outro nome	Infecioso	Soro	Transmitido por via parental não A, não-B	Delta	Transmissão entérica não-A, não-B.
Principais vias de transmissão	Fecal-Oral, água alimentos	Patenteral, contacto direto	De mãe para filho, relações sexuais, contacto direto	Contacto direto com os pais	Fecal-oral, água, alimentos
Incubação	2-6 semanas	4-24 semanas	2 -20 semanas	4-24 semanas	Desconhecido
Necrose	Raro	Pouco comum	Pouco comum	Sim	Desconhecido

hepática					
Cronicidade	Não	Sim (5 - 10%)	Sim (50%)	Sim	Não
Profilaxia	Higiene, ISG*	Vacina, higiene	Higiene	Vacina, + Higiene	Higiene, ISG

- * Imunoglobulina sérica
- \+ Vacina contra a hepatite B

1) Hepatite B

O tipo B é o tipo de hepatite viral mais difundido e mais importante. A OMS estima que a infeção pelo VHB causa mais de um milhão de mortes por ano em todo o mundo.

O vírus da hepatite B*:* O vírus foi descrito pela primeira vez em 1965. O VHB é um vírus de ADN envelopado que infecta e se multiplica nas células do fígado humano. No decurso de uma infeção, o vírus e as células que contêm o vírus são libertados em grande número na corrente sanguínea e noutros fluidos corporais, o que explica a sua descrição como agente de doenças transmitidas pelo sangue.

O vírus tem três componentes que são antigénios importantes: alguns estão na sua superfície (HbsAg) e dois estão no interior do vírus (HbcAg e HbsAg). As vacinas contra a hepatite B consistem no HbsAg que é sintetizado em laboratório através de técnicas de engenharia genética.

Epidemiologia:-

A hepatite B ocorre em todo o mundo. A infeção é geralmente esporádica. A prevalência de portadores de hepatite varia muito nos diferentes países, em relação ao seu nível de vida, sendo que as regiões subdesenvolvidas sobrepovoadas apresentam uma elevada endemicidade e uma baixa endemicidade nos países desenvolvidos. A Índia situa-se no grupo intermédio, com taxas de portadores mais elevadas na parte sul do país e taxas mais baixas na parte norte.

Estados de doença: - O estado de portador é definido como sendo HbsAg positivo em pelo menos duas ocasiões quando testado com pelo menos 6 meses de intervalo ou sendo HbsAg positivo e IgM anti HBc negativo num único teste.

Transmissão

O vírus da hepatite B é transmitido por via percutânea (através da pele) ou permucosa (através das membranas mucosas) pelo contacto com fluidos corporais infectados, por exemplo, no nascimento, durante actividades sexuais ou com agulhas contaminadas ou outros objectos cortantes. Além disso, o vírus pode ser transmitido em ambientes que envolvem um contacto próximo frequente com uma pessoa infetada, como em lares ou instituições para crianças com deficiências de desenvolvimento.

Assim, os comportamentos de alto risco para a aquisição de hepatite B incluem:

- Partilha de agulhas contaminadas durante o consumo de drogas por via intravenosa;

- Comportamentos homossexuais, bissexuais ou heterossexuais com múltiplos parceiros.

- Ferimentos com objectos cortantes contaminados com sangue ou outros fluidos corporais.

- Exposição da pele não intacta ou das membranas mucosas ao sangue ou a outros fluidos corporais.

Sintomas: -

Os sintomas desenvolvem-se após a infeção; começam a aparecer aproximadamente 2,5 a 6 meses após a exposição. Cerca de um terço das pessoas infectadas apresenta os sintomas mais facilmente reconhecíveis de amarelecimento da pele e da parte branca dos olhos, fezes de cor clara, urina escura, dores nas articulações, febre, erupção cutânea e comichão.

Aproximadamente outro terço desenvolve sintomas menos descritivos que podem incluir mal-estar ("não se sentir bem"), perda de apetite, náuseas e dor abdominal. O outro terço não desenvolve quaisquer sintomas.

Risco para a equipa dentária:

Aproximadamente 10.000 a 12.000 casos de hepatite B por ano (cerca de 4% de todos os casos) ocorrem em pessoas que têm um risco profissional de exposição a fluidos corporais. As maiores exposições a riscos profissionais dentários são:

- Lesões provocadas por material cortante contaminado (agulhas, perfurações por instrumentos, cortes, lacerações por brocas);

- Contaminação por sangue e saliva de cortes e fissuras na pele ou de mãos sem luvas ou com luvas rasgadas.

- Pulverização de sangue e saliva em lesões abertas na pele ou nas membranas mucosas.

Risco para o doente dentário: -

A probabilidade de um doente contrair uma doença num consultório dentário é extremamente baixa. No passado, o VHB foi transmitido de dentistas para pacientes, como documentado em 10 casos separados. Estes casos ocorreram entre 1974 e 1985, não tendo sido registados quaisquer casos desde então.

Vacina contra a hepatite B

Temos muita sorte pelo facto de existirem vacinas seguras e eficazes contra a hepatite B. Uma vez que não existe um tratamento médico eficaz para curar esta doença, a prevenção é de extrema importância. A vacina é fortemente recomendada para todos os membros da equipa dentária.

2) Hepatite C

A hepatite C era anteriormente designada por hepatite não A, não B transmitida por via parentérica. Segundo a OMS, existem 300 milhões de portadores da infeção pelo VHC em todo o mundo, dos quais 10 milhões são portadores crónicos na Índia. A hepatite C é uma doença transmitida pelo sangue, mas podem existir outras vias de propagação, incluindo o contacto sexual. A hepatite C tem sido transmitida aos profissionais de saúde através de ferimentos com seringas.

Até há pouco tempo, a hepatite C era diagnosticada por meios indirectos que demonstravam que o doente não tinha hepatite do tipo A ou do tipo B. No entanto, em 1991, foi concebido um teste sanguíneo para deteção de anticorpos contra o VHC que, com o seu aperfeiçoamento, ajudará a diagnosticar a doença, a identificar as pessoas que estão ou estiveram infectadas e a rastrear potenciais dadores de sangue.

3) Hepatite D: -

A infeção pelo vírus da hepatite D (HDV), também conhecido como agente Delta, pode aparentemente ser considerada como uma complicação da hepatite B. Este vírus só pode causar infeção na presença de uma infeção ativa pelo VHB. O vírus da hepatite D é um vírus defeituoso que necessita de uma parte do VHB para completar o seu ciclo de vida.

O vírus da hepatite D é transmitido por vias semelhantes às do VHB, tendo sido registados surtos de hepatite D nos Estados Unidos.

4) Hepatite A e E

As hepatites A e E não representam um risco particular para os trabalhadores ou doentes do sector dentário, uma vez que estas formas de hepatite se propagam principalmente por via fecal-oral.

II. DOENÇA DO VIH

O Vírus da Imunodeficiência Humana (VIH) causa a doença, que envolve a infeção pelo VIH que progride para uma fase final denominada Síndrome da Imunodeficiência Adquirida (SIDA). A SIDA foi notificada como uma nova doença clínica no verão de 1981, e os centros de controlo e prevenção de doenças estimam atualmente que cerca de 1,25 milhões de pessoas nos Estados Unidos foram infectadas com o VIH.

A infeção pelo VIH foi detectada bastante tarde na Índia, tendo os primeiros casos sido detectados em mulheres trabalhadoras do sexo em Chennai, em 1986, e o primeiro doente com SIDA no mesmo ano, em Bombaim. A infeção pelo VIH espalhou-se por todo o país.

A doença provocada pelo vírus da imunodeficiência humana envolve a destruição do sistema imunitário do organismo, tornando o indivíduo suscetível a infecções oportunistas ou cancros potencialmente fatais. A progressão da fase inicial da doença (infeção pelo VIH) para a fase terminal da doença (SIDA) pode demorar cerca de 2 anos a 12 ou mais anos.

VIH: -

O vírus da imunodeficiência humana é um membro de um grupo de vírus ARN denominado retrovírus. O vírus da imunodeficiência humana tipo 1 é a causa mais comum da doença VIH a nível mundial. Síndrome da imunodeficiência humana na África Ocidental.

O vírus da imunodeficiência humana 1 infecta principalmente linfócitos T4, mas também pode infetar macrófagos e alguns outros tipos de células. Estes linfócitos especiais são as células que regulam a resposta imunitária. E entra nos linfócitos T4 (também chamados linfócitos CD4), onde o ARN do vírus é rapidamente convertido em ADN viral, que é incorporado como genes virais nos cromossomas dos linfócitos. Assim, o linfócito e as gerações seguintes de células ficam permanentemente infectadas com os genes do VIH -1. Estes genes podem permanecer latentes (atrasados) durante períodos prolongados, mas induzem a produção destrói os linfócitos e produz mais vírus que podem infetar e destruir mais linfócitos. Isto acaba por esgotar o corpo de células T4. Assim, o VIH-1 produz uma infeção latente em que a pessoa infetada é geralmente assintomática até que o nível de linfócitos T4 se torne criticamente baixo.

Embora não se conheça nenhum método para matar o VIH - 1 quando este se encontra no corpo, pode ser facilmente morto quando está fora do corpo. O vírus é facilmente eliminado por todas as formas de esterilização por calor e gás e pelos esterilizantes líquidos e desinfectantes de superfície habitualmente utilizados, desde que o agente de eliminação entre em contacto direto com o vírus.

Estado de doença e sintomas:-

Infeção pelo VIH

Cerca de 4 semanas após a infeção inicial com o VIH-1, uma pessoa pode sentir dores de garganta, febre, glândulas inchadas, diarreia, dores nas articulações e fadiga. Esta é a chamada síndrome retroviral, que significa infeção aguda pelo VIH. Os anticorpos contra o VIH-1 desenvolvem-se normalmente no prazo de 6 a 12 semanas após a infeção inicial e, aos 6 meses, 95% das pessoas infectadas desenvolveram anticorpos (seroconvertidos). Infelizmente, estes anticorpos não protegem contra a doença, mas constituem um meio de diagnóstico da doença VIH. Uma pessoa com anticorpos contra o VIH é designada por "seropositiva", o que indica que a pessoa está infetada com o vírus.

SIDA: -

A replicação do VIH-1 nos linfócitos T4 mata os linfócitos e, à medida que mais e mais células são mortas, o sistema imunitário torna-se progressivamente mais fraco. A imunodeficiência resulta numa maior suscetibilidade a agentes de doenças oportunistas que normalmente não causam infecções ou que causam infecções menos graves em pessoas com sistemas imunitários saudáveis. Quando um doente seropositivo tem uma ou mais destas infecções oportunistas ou um cancro, é-lhe diagnosticada SIDA. Eventualmente, uma destas doenças provoca a morte. A doença infecciosa pode ser causada por agentes bacterianos, virais, fúngicos ou protozoários, sendo a principal causa de morte num doente com SIDA a pneumonia por pneumocystis carinii.

Manifestações orais da SIDA

As primeiras manifestações da SIDA ocorrem sob a forma de lesões orais. As manifestações orais incluem doenças fúngicas, como candidíase, histoplasmose e criptococose; doenças virais, como verrugas, leucoplasia pilosa ou infeção por herpes simplex; doenças bacterianas, como periodontite ou gengivite de progressão rápida; doenças cancerosas, como sarcoma de Kaposi e linfoma não Hodgkin.

Transmissão

- Contacto sexual íntimo (vaginal, anal, oral) envolvendo contacto ou troca de sémen ou secreções vaginais;

- Exposição a sangue, sangue - fluidos corporais contaminados, ou produtos sanguíneos.

- Contacto perinatal (da mãe infetada para o filho).

Exposição ao sangue

A droga intravenosa é um comportamento de alto risco quando as agulhas de injeção são partilhadas, permitindo a transferência do sangue remanescente nas agulhas usadas, permitindo a transferência do sangue remanescente nas agulhas usadas de uma pessoa para outra. A infeção de sangue infetado diretamente na corrente sanguínea é uma via de transmissão muito eficaz. Os ferimentos percutâneos (através da pele) com agulhas ou outros instrumentos cortantes contaminados e a contaminação da pele ou das mucosas com pequenos cortes, abrasões ou dermatites são variações deste modo de transmissão "agulhas partilhadas".

A administração de produtos sanguíneos infectados (por exemplo, a pessoas com doenças hemorrágicas como a hemofilia) ou transfusões com sangue infetado causaram aproximadamente 3% do total de casos de SIDA notificados.

O risco extremamente baixo de transmissão através da saliva pode ser atribuído à baixa concentração do vírus na saliva das pessoas infectadas. No entanto, a "saliva em medicina dentária" continua a ser considerada potencialmente infecciosa devido ao contacto íntimo com a boca do doente durante os cuidados dentários e porque a maioria dos procedimentos dentários resulta em graus variáveis de hemorragia na boca. Além disso, pode ocorrer alguma hemorragia natural na boca dos doentes dentários que têm gengivite ou outras lesões dos tecidos moles orais. Assim, a "saliva em medicina dentária" contém normalmente sangue.

Risco para a equipa dentária: -

O risco de transmissão do VIH de pacientes dentários para membros da equipa dentária é extremamente baixo. Um caso "documentado" envolve seroconversão (VIH negativo no momento da exposição, tornando-se mais tarde VIH positivo) após uma exposição profissional percutânea ou mucocutânea (membrana mucosa e pele) a sangue, fluidos corporais ou tecidos. O Centro de Controlo de Doenças documentou 6 casos nos EUA em que tal pode ter ocorrido, em setembro de 1992.

Risco para os doentes dentários: -

O risco de um paciente dentário contrair a doença do VIH no consultório através de um membro da equipa dentária deve ser extremamente baixo. Aparentemente, um dentista com VIH infectou seis dos seus pacientes tratados no seu consultório dentário na Flórida durante os anos de 1987 a 1990.

Prevenção

Contacto sexual

As recomendações para prevenir a propagação do VIH-1 através do contacto sexual incluem a abstinência ou a limitação das actividades sexuais a um parceiro que não esteja infetado e que não tenha outros parceiros sexuais.

Contacto com sangue

Os utilizadores de drogas injectáveis não devem utilizar agulhas contaminadas com sangue. Todos os membros da equipa de medicina dentária e outros profissionais de saúde devem proteger-se da exposição a sangue, saliva em medicina dentária e outros fluidos corporais potencialmente infecciosos. O material cortante contaminado deve ser manuseado e eliminado corretamente. Devem ser utilizadas luvas, máscara, óculos e vestuário de proteção durante a prestação de cuidados a todos os doentes e noutros casos para evitar o contacto direto ou indireto com os fluidos corporais. Além disso, todos os profissionais de saúde devem evitar que o seu sangue ou fluidos corporais entrem em contacto com os doentes que estão a ser tratados. E os instrumentos e equipamento utilizados em mais do que um doente devem ser devidamente descontaminados antes de serem reutilizados.

(III) Infeção pelo vírus do herpes

Existem pelo menos 6 vírus do herpes: -

1. Vírus do herpes simplex tipo I (HSV1)
2. Vírus do herpes simplex tipo II (HSV2)
3. Vírus da varicela zoster (VZV)
4. Vírus Epstein-Barr (EBV)
5. Citomegalovírus (CMV)
6. Vírus do herpes humano 6 (HHV 6)

Uma única exposição é suficiente para a infeção com estes vírus de ADN, o que resulta frequentemente no desenvolvimento de uma infeção latente ao longo da vida.

Herpes simplex tipo I

A infeção por HSV I ou herpes oral é considerada o vírus do herpes infecioso mais comum transmitido ao pessoal clínico dentário. No mundo ocidental, a sua prevalência é maior nos adultos devido à baixa incidência de infeção por HSV durante a infância.

É importante distinguir entre as duas formas da doença: herpes simplex tipo I (herpes oral) e herpes simplex tipo II (herpes genital). Noventa por cento das lesões de herpes simplex orolabial são causadas pelo tipo 1 (HSV-1) e 10% pelo HSV-2.

A transmissão do herpes oral ocorre por contacto direto da pele desgastada ou da mucosa intacta com lesões infectadas, exposição percutânea ou contacto direto com secreções infectadas. Pode ser libertado um grande número de partículas de vírus das lesões herpéticas, especialmente nas fases primárias. O título viral diminui à medida que a cicatrização progride e há relatos de que 5% dos doentes com antecedentes de herpes libertam assintomaticamente partículas de vírus na saliva.

A doença aguda com febre e mal-estar, linfadenopatia cervical e gengivoestomatite ulcerativa são os principais sinais de uma infeção primária. Uma minoria de doentes é suscetível de infeção oral recorrente, principalmente herpes labial. Esta inicia-se normalmente com desconforto no local da infeção e com o aparecimento de grupos de pequenas vesículas que rapidamente se rompem, seguindo-se a coalescência numa grande úlcera. Foi desenvolvida uma vacina para a infeção por herpes simplex tipo I, que está atualmente a ser testada. Embora esta vacina seja dirigida contra o HSV I, parece também proporcionar proteção contra o HSV II.

Brancura herpética

O branqueamento herpético é uma infeção que se transmite através do contacto direto da lesão infetada nos dedos de um profissional de saúde dentária ou através da saliva infetada. O período de incubação é de 2 a 12 dias. A febre, os arrepios e o mal-estar geral podem preceder o início da infeção. Os sintomas incluem formigueiro no dígito afetado, seguido de dor forte e intensa. A área infetada fica vermelha e inchada, caracterizada por vesículas, que precedem a rutura da pele e a subsequente formação de crostas. A infeção pode interferir com o horário de trabalho do pessoal dentário ou, o que é mais importante, funcionar como fonte de transmissão a outro pessoal e mesmo a outros doentes. Há pelo menos um caso documentado de infeção por herpes transmitida aos doentes pelo pessoal dentário.

Os doentes com uma imunidade mediada por células comprometida, por exemplo, pessoas infectadas pelo VIH, doentes imunodeprimidos e doentes com cancro, podem ter episódios mais frequentes e prolongados de infeção por herpes e constituem uma fonte comum de infeção cruzada.

Conjuntivite herpética

A conjuntivite herpética é outra variante do herpes I ou II e é potencialmente muito grave para os profissionais de saúde dentária, pois pode causar cegueira. A transmissão ocorre mais frequentemente quando o vírus do herpes salpica para os olhos durante um procedimento operatório ou cirúrgico. Também pode ser esfregado de uma área contaminada para o olho.

Herpes labial

É provavelmente a forma mais conhecida de herpes. Os doentes apresentam febre prolongada, dores de garganta graves e até perda de peso, bem como a caraterística ferida do frio. Os sintomas parecem ser predominantes quando a resistência do doente à infeção está diminuída.

Herpes simplex tipo II

O HSV II ou herpes genital é uma doença de crescimento rápido agravada pelo estilo de vida. Pode ser especialmente dolorosa para as vítimas que sofrem surtos periódicos, muitas vezes até cinco a oito vezes por ano. A duração dos surtos dura, em média, cerca de três semanas. Os sintomas do herpes genital incluem lesões ulceradas, dor extrema, corrimento genital, febre e mal-estar geral.

O pessoal dentário parece estar mais exposto ao herpes simplex II do que se pensava inicialmente. Existem algumas provas que sugerem que pode ser transmitido através dos fluidos corporais, possivelmente da mesma forma que a hepatite. Foi demonstrado que está presente na saliva mesmo quando não existem lesões na boca.

Varicela

O vírus da varicela zoster é o agente etiológico tanto da varicela como do herpes zoster; a varicela é a doença primária e o herpes zoster é a reativação do vírus latente que reside nos gânglios sensoriais. Embora a varicela, mais frequente nas crianças, seja uma doença ligeira, o herpes zoster pode ser doloroso e debilitante, especialmente se o gânglio trigémeo for afetado. É altamente contagiosa e propaga-se por via aérea. Por conseguinte, o pessoal dentário não imune corre o risco de contrair a doença através da inalação de aerossóis, se um doente que esteja a incubar a doença for ao tratamento dentário.

Mononucleose infecciosa

O vírus Epstein Barr provoca febre glandular (mononucleose infecciosa) ou infeção sintomática, sobretudo em adultos jovens. Infecta apenas as células B e pode persistir nos linfócitos do sangue periférico durante anos após a infeção primária. Uma vez que estes vírus são transmitidos através de gotículas, o pessoal dentário está em risco de contrair estas infecções, embora existam poucas provas documentadas que o confirmem. Embora o contacto oral-oral seja o modo mais comum de transmissão, também se pode propagar através de transfusão de sangue. Quando o pessoal dentário contrai estas infecções, deve tentar evitar tratar os doentes, especialmente os idosos, os imunocomprometidos ou os doentes com doenças respiratórias crónicas, para os quais estas infecções podem ter sequelas graves.

(IV) Infeção pelo vírus Coxsackie

Os vírus Coxsackie encontram-se na saliva e podem propagar-se por contacto direto ou por aerossóis. Por vezes, o pessoal dentário pode contrair a infeção a partir dos doentes ou a infeção pode propagar-se entre o pessoal dentário.

Nos profissionais de saúde dentária, o perigo é claramente para as mulheres não imunes em idade fértil. Pensa-se que o período de contágio é de cerca de 2 a 3 semanas. Assim, os pacientes dentários ambulatórios podem ser reservatórios do vírus e a infeção é suscetível de ser transmitida na clínica dentária.

A febre aftosa e a herpangina, causadas pelo vírus Coxsackie, são de alguma importância na medicina dentária devido às úlceras orais que causam e à sua possível disseminação na clínica dentária. Estas infecções podem ser subclínicas, mas podem ocasionalmente levar a miocardite ou encefalite.

INFECÇÕES BACTERIANAS:-

De particular importância no consultório dentário é a capacidade de algumas bactérias formarem esporos. Em condições favoráveis, estas bactérias multiplicam-se rapidamente. Na presença de condições desfavoráveis (calor, produtos químicos, componentes bacterianos, etc.), desenvolvem um revestimento mucoide protetor na sua superfície. Este facto ajuda as bactérias a escapar aos mecanismos de defesa do organismo. Em condições favoráveis, são ainda capazes de se tornarem novamente virulentas. A eliminação dos esporos é de particular importância no consultório dentário.

Infecções bacterianas preocupantes em medicina dentária

Bactérias	Fonte de transmissão	Principais vias de transmissão	Infeção
Mycobacterium tuberculosis	Secreções orofaríngeas/ lesão	Inoculação /inalação	Tuberculose
Treponema pallidium	Secreções/lesões orofaríngeas	Inoculação	Sífilis
Neisseria gonorrhoeae	Secreções oronasofaríngeas	Inoculação	Gonorreia
Pseudomonas	Secreções	Inoculação /inalação	Pneumonia/

aeroginosa /Legionella /Acitino bacter	orofaríngeas		lesões de suporte
Staphylococcus aureus	Secreções/lesões orofaríngeas	Inoculação/ inalação	Lesões supurativas
Streptococcus pyogenes	Secreções nasofaríngeas	Inalação	Garganta amarga/ febre reumática / endocardite
Helicobacter pylori	Secreções nasofaríngeas	Inalação	Úlceras duodentais
Corynebacterium diphteriae	Secreções nasofaríngeas	Inalação	Dipteria
Clostridium tetani	Fomitas	Inoculação	Tétano

Tuberculose:-

A tuberculose é uma infeção pulmonar causada pela bactéria Mycobacterium tuberculosis. O risco de a equipa de medicina dentária contrair esta doença é provavelmente baixo, uma vez que a exposição prolongada a um ambiente infecioso é normalmente necessária para que a infeção ocorra, ao passo que um contacto breve parece ser de pouco risco. No entanto, a doença é adquirida através da inalação de gotículas respiratórias de uma pessoa infecciosa e deve ser motivo de preocupação para a equipa dentária. Embora a tuberculose não constitua um problema particular entre os profissionais de medicina dentária, é um problema de saúde importante em todo o mundo e um problema de saúde pública crescente nos Estados Unidos. Cerca de 10 milhões de novos casos de tuberculose e 3 milhões de mortes associadas ocorrem anualmente em todo o mundo.

Outro facto desconfiado sobre a tuberculose é que surgiram recentemente estirpes de M. tuberculosis que são resistentes aos medicamentos normais utilizados para tratar esta doença. Estas estirpes estão a causar surtos de tuberculose resistente a múltiplos medicamentos (TB-MDR). A maior parte dos doentes envolvidos em surtos de TB-MDR eram doentes com SIDA, outros incluíam doentes hospitalizados e reclusos institucionalizados. Foi documentada a transmissão de TB-MDR a trabalhadores hospitalares e guardas prisionais.

Sífilis:-

Mesmo com o advento da penicilina, a sífilis continua a ocorrer com uma frequência maior do que a necessária, especialmente nos países em desenvolvimento. Embora seja transmitida de pessoa para pessoa através do contacto sexual, as lesões da sífilis secundária, que incluem lesões orais, são altamente infecciosas. A transmissão da sífilis num ambiente de cuidados dentários raramente foi relatada, apesar de o pessoal clínico dentário quase nunca usar luvas quando a sífilis era uma doença pandémica, ou seja, antes da era dos antibióticos. Isto deve-se provavelmente à natureza altamente lábil do organismo.

Gonorreia

A gonorreia é uma doença sexualmente transmissível mais comum do que a sífilis e o transporte orofaríngeo assintomático de Neisseria gonorrhea é bem reconhecido.

Pseudomonas aeroginosa /Legionella /Acitino bacter

Numerosos estudos demonstraram que a água no interior das unidades dentárias e das mangueiras para a peça de mão de pulverização de água e as seringas de ar/água podem estar contaminadas com bactérias. De facto, estas bactérias podem formar um biofilme no interior das linhas de água que, ocasionalmente, liberta bactérias à medida que a água flui para fora das linhas. Isto ainda não foi reconhecido como um problema importante na medicina dentária, mas um relatório mostrou que dois doentes dentários com sistemas imunitários enfraquecidos adquiriram uma infeção oral com Pseudomonas, que ocorre amplamente na natureza e é um agente patogénico oportunista muito importante.

Além disso, pode ocorrer a retração de bactérias orais de volta para a peça de mão e para as seringas de ar/água e respectivas linhas de água de ligação quando estes instrumentos são desligados após a sua utilização na boca. As unidades dentárias contêm valores anti-reactores para evitar que isto aconteça, mas estes valores falham periodicamente.

Por conseguinte, os sistemas de água da unidade dentária devem ser cuidadosamente lavados com água fresca antes e depois da utilização, e especialmente antes do tratamento do primeiro doente da manhã, para erradicar quaisquer contaminantes. Isto é particularmente importante se forem tratados doentes imunocomprometidos. O risco a longo prazo de legionelose para o pessoal dentário, no entanto, ainda precisa de ser determinado.

Piolite estreptocócica:-

O Streptococcus pyogenes (por vezes chamado estreptococo beta-hemolítico do grupo A) causa faringite estreptocócica ("garganta estreptocócica") e escarlatina. A escarlatina é a "garganta estreptocócica" com uma erupção cutânea. O Streptococcus pyogenes é transmitido por infeção por gotículas de boca para boca, e algumas pessoas que são infectadas sofrem complicações pós-estreptocócicas que resultam em febre reumática ou lesões renais. Cada infeção subsequente com S. pyogenes ou com outros estreptococos pode resultar em danos progressivamente maiores no coração (doença cardíaca reumática) ou nos rins. É por esta razão que os doentes com antecedentes de doenças pós-espreptocócicas são protegidos de uma possível reinfeção, administrando-lhes antibióticos antes de receberem cuidados dentários ou médicos. As crianças e os adultos são portadores de S. pyogenes na zona do nariz/garganta sem apresentarem quaisquer sintomas e transmitem o organismo a outras pessoas através de gotículas respiratórias.

Outros organismos que causam preocupação na medicina dentária

Fungos /parasitas	**Fonte de transmissão**	**Principais vias de transmissão**	**Infeção**
Candida albicans	Secreções oronasofaríngeas	Inalação	Candidíase

Pneumocite carinii	Secreções nasofaríngeas	Inalação	Pneumocistite pneumonia

INFECÇÃO FÚNGICA:-

Dividem-se em leveduras e bolores. Um fungo comum observado na cavidade oral é a candidia albicans (aftas).

Candidíase:-

A Candida albicans é um organismo ubíquo que se encontra normalmente na cavidade oral e, como tal, não é um agente patogénico invasivo. Mas, quando a imunidade de uma pessoa fica comprometida, ataca o seu hospedeiro e produz sintomas clínicos. A candidíase oral é uma das primeiras manifestações clínicas da SIDA. Apresenta-se como uma camada espessa, branca e crespa, que pode ser raspada na superfície da língua e noutras superfícies da mucosa. Quando se tenta raspar o revestimento, fica uma área eritematosa crua. A candidíasc também sc aprcsenta como uma árca atrófica associada a uma sensação de ardor e acompanhada de comichão. Em doentes imunocomprometidos, a candidíase é geralmente refractária, sem resposta à terapêutica.

A propagação de C. albicans da boca de um doente para a equipa dentária é teoricamente possível através do contacto direto com lesões, sprays ou aerossóis de saliva infetada

INFECÇÃO PARASITÁRIA:-

Infeção por Pneumocystis carinii

O organismo mantém-se na população imunitária e a doença clínica apresenta-se nos poucos imunodeprimidos ou imunologicamente comprometidos. Este parasita causa pneumonia intersticial de células plasmáticas. Atualmente, esta doença é bem conhecida devido à sua associação com doentes com SIDA. A transmissão da infeção ao homem faz-se através da ingestão oral de material contaminado com fezes que contém o estádio infecioso do parasita. Em particular, a transmissão em homossexuais ocorre através do contacto anal oral. Uma compreensão da biologia e patogénese destes organismos permitirá aos dentistas avaliar com precisão os riscos do tratamento destes doentes.

O período de incubação é de 6-8 semanas. A morte ocorre quase sempre em casos não tratados, geralmente por asfixia. Pode suspeitar-se de pneumonia por pneumocistite em qualquer doente com um infiltrado pulmonar bilateral difuso ou nodular desproporcionado em relação aos achados físicos mínimos, que consistem em mal-estar, anorexia, febre ligeira, dispneia ou tosse não produtiva, com pulmões limpos à percussão e à auscultação, exceto no caso de estertores dispersos. O tratamento medicamentoso está disponível, sendo a escolha uma combinação fixa de trimetoprim e sulfametoxazol. As medidas de apoio, como o oxigénio, também são importantes. A infeção recorrente em indivíduos imunodeprimidos é um problema.

REFERÊNCIAS

1. R Ananthnarayan, Ckj Paniker - *Livro de Texto de Microbiologia.* 9th ed. A.P. Medical and Health Services; 2013.

2. Cottone JA. *Controlo Prático da Infeção em Medicina Dentária.* 3rd ed. Lippincott Williams and Wilkins; 2009.

3. Anil S, Samaranayake LP, Georges Krygier. *Controlo prático de infecções em medicina dentária.* 1st ed. Delhi AITBS Pub; 1999.

CAPÍTULO 4. VIAS DE CONTAMINAÇÃO CRUZADA

A prática da medicina dentária abrange uma grande variedade de tratamentos orais, desde o simples polimento de uma restauração até à cirurgia complexa e extensa dos tecidos ósseos e orofaciais moles. Os procedimentos padrão de esterilização, desinfeção e assepsia devem ser aplicados a todos os tipos de cuidados dentários para reduzir as probabilidades de contaminação cruzada que pode levar a doenças infecciosas graves. A contaminação cruzada é a propagação de microrganismos de uma pessoa para outra, e existem três vias principais pelas quais isto pode ocorrer na medicina dentária:

1. Do paciente para o pessoal dentário

2. Pessoal dentário para o paciente e

3. De doente para doente (Miller, 1988).

Estas vias envolvem uma ou mais das três vias principais através das quais os microrganismos podem ser partilhados entre indivíduos:

a) Contacto direto (tocar em superfícies e fluidos orais)

b) Infeção por gotículas (contaminação do ar com aerossóis ou salpicos de fluidos orais e respiratórios) e

c) Contacto indireto (contacto com instrumentos, superfícies ambientais ou mãos contaminadas).

No contexto dentário, os micróbios podem entrar no corpo através de agulhas, perfuração de instrumentos e cortes; cortes invisíveis ou rupturas na pele; membranas mucosas da boca, nariz e olhos; através de lesões abertas; inalação e ingestão. Assim, as vias de contaminação cruzada em medicina dentária envolvem numerosas combinações possíveis de vias de propagação e entrada de micróbios no corpo.

A contaminação cruzada do doente para a equipa dentária envolve principalmente microrganismos presentes na boca do doente na saliva, sangue, fluido do sulco gengival, placa bacteriana, detritos subgengivais ou lesões abertas. A equipa de medicina dentária pode ser exposta a estes micróbios através das três vias de propagação, tocando diretamente em qualquer superfície oral, através de aerossóis dentários e salpicos de fluidos corporais, e através do contacto com instrumentos, superfícies e materiais previamente contaminados. Na ausência de medidas de proteção adequadas, a equipa de medicina dentária está exposta ao risco de infeção por bactérias orais e agentes patogénicos transmitidos pelo sangue presentes na boca do doente. Por exemplo, a incidência de hepatite B entre os dentistas foi aproximadamente duas a seis vezes superior à da população em geral (Cottone, 1985). Observou-se um aumento semelhante entre outros profissionais de saúde que também tinham exposições frequentes a sangue humano e fluidos corporais que podem albergar o vírus da hepatite B.

O risco de exposição a agentes patogénicos transmitidos pelo sangue e outros agentes patogénicos para todos os profissionais de saúde (PS) e doentes e a necessidade de prevenção foram reconhecidos pelos Centros de Controlo e Prevenção de Doenças dos EUA. (CDC, 1993) e pelas organizações profissionais de cuidados de saúde, incluindo a Associação Dentária Americana (ADA, 1996) e a Organização para a Segurança e Procedimentos de Assepsia (OSAP, 1997). Em 1991, a Occupational Safety and Health Administration (OSHA) do Ministério do Trabalho dos EUA promulgou a norma relativa aos agentes patogénicos transmitidos pelo sangue, que exige que as entidades patronais protejam os trabalhadores da exposição a fluidos corporais humanos, como o sangue e a saliva (OSHA, 1991).

A contaminação cruzada de um membro da equipa dentária para o doente é um evento relativamente raro em medicina dentária que pode envolver as mãos e os fluidos respiratórios do pessoal dentário. Esta via de propagação da doença foi documentada com relatos de casos de transmissão da hepatite B de dentista para doente (Cottone, 1985). Uma vez que estes dentistas portadores não usavam rotineiramente luvas durante a prestação de cuidados ao doente, presume-se que o vírus da hepatite B contaminou periodicamente as suas mãos como resultado da fuga de sangue ou soro através de pequenos cortes ou abrasões. O vírus foi depois aparentemente transferido para os doentes através de uma fratura na mucosa oral durante os cuidados intra-orais.

Foram relatados casos de aparente propagação profissional do vírus da imunodeficiência humana (VIH) de um dentista infetado (Ciesielski et al., 1992) e de um médico (Lot et al., 1999) para os doentes.

A contaminação cruzada de um doente para outro doente pode ocorrer por vias indirectas através de instrumentos, superfícies, equipamento ou mãos contaminados do pessoal dentário. Esta via, que envolve a lavagem inadequada das mãos da equipa dentária, foi documentada na propagação do vírus herpes simplex de uma lesão de herpes labial de um doente para a boca de vários outros doentes, resultando em gengivoestomatite por herpes (Manzella et al, 1984).

Duas outras vias de propagação de micróbios na medicina dentária envolvem

1. Do consultório dentário para a comunidade (por exemplo, contenção incorrecta de resíduos médicos contaminados durante o transporte ou envio de uma impressão dentária contaminada para um laboratório dentário); e

2. Comunidade para o consultório dentário (por exemplo, água municipal contaminada a ser utilizada no tratamento dos doentes)

Duas abordagens principais para controlar a contaminação cruzada envolvem a redução da dose de microrganismos que podem ser partilhados entre os pacientes e a equipa dentária e o aumento da resistência da equipa dentária através da imunização contra doenças específicas.

REFERÊNCIAS

1. Seymour S Block. Desinfeção, Esterilização e Preservação. 4th ed. Lea e Febiger. 2001.

2. Manzena JP, Mc Conville JH, Valenti W. Um surto de gengivoestomatite por vírus herpes simplex tipo I num consultório dentário. J Am Med Assoc 252:2019-2022, 1984.

3. Miller CH, Hardwick LM. Limpeza ultra-sónica de instrumentos dentários em cassetes. Gen Dent 36:31-36, 1988.

CAPÍTULO 5. IMUNIZAÇÃO DOS PRESTADORES DE CUIDADOS DE SAÚDE ORAL

É geralmente aceite que os profissionais de saúde dentária correm um risco maior do que a população em geral de contrair hepatite B e SIDA através do contacto com os doentes. No entanto, devido à crescente aceitação da vacina contra o VHB entre os dentistas praticantes nos últimos anos, o risco de infeção pelo VHB é geralmente limitado àqueles que não foram vacinados. Uma vez que o VIH parece ser muito mais difícil de transmitir do que o VHB, existe a certeza de que os mesmos procedimentos de controlo de infecções evitarão a transmissão do VIH no consultório dentário. O Centro de Controlo e Prevenção de Doenças (CDC) recomendou o tratamento com medicamentos antivirais para os profissionais de saúde expostos profissionalmente ao vírus da imunodeficiência humana (VIH), de modo a reduzir o risco de infeção. Estudos em animais sugerem que a toma de medicamentos antivirais após a exposição ao VIH pode ajudar a reduzir o risco de infeção.

Muitos países exigem por lei que os empregadores disponibilizem vacinas contra a hepatite B sem custos aos seus empregados que possam estar expostos a sangue ou a outros materiais infecciosos, no prazo de 10 dias úteis após a atribuição de tarefas que possam resultar em exposição. Além disso, o CDC recomenda que todos os trabalhadores, incluindo a DHCW, que possam estar expostos a sangue ou a substâncias contaminadas por sangue num contexto profissional, sejam vacinados contra o VHB.

Os profissionais de saúde também correm o risco de exposição e possível transmissão de outras doenças que podem ser prevenidas por vacinação; por conseguinte, a vacinação contra a tuberculose, a gripe, o sarampo, a papeira, a rubéola e o tétano pode ser adequada para os profissionais de saúde. Os profissionais devem manter um registo de imunização atualizado para si próprios e para o seu pessoal. A tabela apresenta uma lista das vacinas disponíveis para os profissionais de saúde dentária. No Reino Unido, foi recomendada a vacinação contra o VHB, a tuberculose e a rubéola para as mulheres, para além da imunização de rotina contra o tétano, a poliomielite e a difteria. Nos EUA, recomenda-se a imunização contra as doenças acima referidas, exceto a tuberculose.

Procedimentos de imunização disponíveis para os profissionais de saúde dentária

DOENÇA	VACINA
Difteria	DPT
Tuberculose	BCG
Tétano	DPT
Poliomielite	Vacina oral viva
Sarampo/caxumba/rubéola	Vacina MMR
Hepatite B	HbsAg recombinante
SIDA	HGP-30W (subtítulo)
Gripe	Subunidade aquosa / Vacina de vírus inactivado

Rastreio da tuberculose

Todos os DHCW devem ser submetidos a um rastreio anual da tuberculose. Idealmente, recomenda-se a realização de um teste de Mantoux em duas fases: um teste anual para os indivíduos previamente negativos e uma radiografia do tórax e um teste antes da alta para os indivíduos positivos.

Vacina contra a SIDA

A vacina original da CEL-SCI Corporation, denominada HGP-30, foi modificada com o objetivo de proporcionar uma melhor proteção a nível mundial contra um grande número de subtipos de VIH, e é denominada HGP-30W, em que W significa worldwide (mundial). A HGP-30W estimula o sistema imunitário a reconhecer diferentes subtipos de VIH.

Vacina sérica contra a hepatite

Duas vacinas recombinantes - Recombivax e Energix-B - contra a hepatite B são altamente eficazes e conduzem a mais de 95% de seroconversão na pessoa administrada. A vacina parece ser segura em mulheres grávidas e bebés. Esta vacina é administrada em 3 doses separadas. A segunda dose é administrada um mês após a primeira e a terceira dose 6 meses após a primeira. As pessoas que não respondem à vacina podem receber uma quarta dose, com alguma esperança de sucesso. A vacina oferece imunidade durante pelo menos 7 anos.

Imunização passiva com HBIG

A imunização passiva com HBIG deve ser instituída no prazo de 48 horas, se um profissional de saúde não protegido for acidentalmente inoculado com sangue ou saliva durante o tratamento de um doente com risco de hepatite B.

Dosagem recomendada da vacina contra o HBsAg

	Horário	Engerix -B	Recombivax HB
Adultos (a partir de 20 anos)	0,1, 6 meses de intervalo	20ug (1,0 ml)	10ug(1.0ml)
Crianças e adolescentes (11-19 anos)	0,1, 6 meses de intervalo	20ug (1,0 ml)	5ug (0,5ml)
Crianças (menos de 11 anos)	1-2,4,6-18 meses de idade	10ug (0,5 ml)	2,5ug (0,25ml)
Bebés de mães negativas para o HBsAg	0,1-2,6-8 meses de idade	10 ug (0,5 ml)	2,5ug (0,25ml)
Bebés de mães HBsAg positivas	0,1,6 meses de idade	10 ug (0,5 ml)	5ug (0,5ml)
Doentes em diálise e outros doentes imunocomprometidos	0,1,2,6 meses de intervalo	40ug (2,0 ml)	40ug (2,0ml)

REFERÊNCIAS -

1. S Anil, L P Samaranayake. *Controlo de Infecções na Prática Dentária.* 2nd ed. 1999.

2. Soben Peter. *Odontologia Preventiva e Comunitária.* 4th ed. Arya Medi Publishing House Pvt. Ltd. 2009

3. Aksoy A, Hussein E, Kilic G, Aboukhalil D. Sterilization and Disinfection in Orthodontics. Princípios em Ortodontia Contemporânea. 2011.

CAPÍTULO 6. PROCESSAMENTO DE INSTRUMENTOS

O processamento de instrumentos é um procedimento que prepara os instrumentos contaminados para reutilização. O processamento tem de ser efectuado cuidadosamente para que os agentes patogénicos de um doente anterior, de um membro da equipa dentária que manuseou os instrumentos ou do ambiente não sejam transferidos pelos instrumentos para o doente seguinte. O processamento também tem de ser efectuado corretamente para reduzir ao mínimo os danos nos instrumentos.

Etapas do processamento do instrumento

1) Conservação (pré-embebição)

2) Pré-limpeza

3) Controlo da corrosão, secagem, lubrificação

4) Embalagem

5) Esterilização

6) Controlo da esterilização

7) Manuseamento de instrumentos de trabalho

PROCEDIMENTOS DE PROCESSAMENTO DE INSTRUMENTOS

Os instrumentos contaminados devem ser manuseados com muito cuidado para evitar cortes e perfurações provocados por objectos afiados, o que constitui uma exposição. Utilizar sempre equipamento de proteção individual, incluindo luvas, máscara, óculos e vestuário de proteção durante estes procedimentos.

1) RETENÇÃO (PRÉ-COZEDURA)-

Se os instrumentos não puderem ser limpos logo após a utilização, coloque-os numa solução de retenção para evitar a secagem da saliva e do sangue. Isto pode facilitar a limpeza efectiva. Alguns fabricantes de cassetes de plástico/resina não recomendam a pré-imersão, pelo que deve seguir as respectivas instruções de limpeza. Não é recomendada uma pré-imersão prolongada durante mais do que algumas horas, uma vez que esta forma aumenta a corrosão de alguns instrumentos. A solução de retenção pode ser a mesma que será utilizada para a limpeza por ultra-sons ou pode ser uma solução germicida (por exemplo, glutaraldeído) indicada para a imersão de instrumentos. Colocar os instrumentos soltos no cesto de limpeza fornecido com a unidade e, em seguida, colocar o cesto na solução de retenção. A utilização do cesto reduz o manuseamento direto dos instrumentos através dos passos subsequentes de enxaguamento, limpeza e enxaguamento.

2) PRÉ-LIMPEZA

A pré-limpeza é um passo essencial antes de qualquer procedimento de esterilização ou desinfeção. Reduz o número de micróbios presentes e remove sangue, saliva e outros materiais que podem isolar os micróbios do agente esterilizante. Um instrumento "sujo" pode, em alguns casos, tornar-se estéril durante o processamento subsequente, mas isso não pode ser confirmado. Além disso, um doente nunca ficará convencido de que um instrumento sujo é seguro para utilização, mesmo que esteja esterilizado.

A) Lavagem manual de instrumentos

Esfregar manualmente os instrumentos contaminados é um método muito eficaz de remover os detritos, se for efectuado corretamente. Todas as superfícies de todos os instrumentos devem ser cuidadosamente escovadas enquanto os instrumentos estão submersos numa solução de limpeza para evitar salpicos. Segue-se um enxaguamento completo com um mínimo de salpicos. No entanto, não se recomenda a lavagem manual de rotina dos instrumentos, uma vez que requer um contacto direto máximo com os instrumentos contaminados, aumentando as probabilidades de cortes ou perfurações através das luvas.

B)Limpeza por ultra-sons

A limpeza por ultra-sons, em comparação com a lavagem manual dos instrumentos, reduz o manuseamento direto dos instrumentos contaminados e as possibilidades de cortes e perfurações.

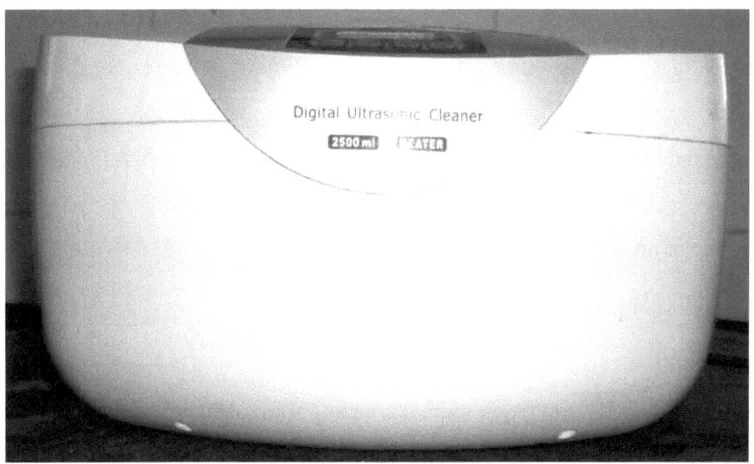

Figura 1- Máquina de limpeza por ultra-sons

É também um excelente mecanismo de limpeza, e o pessoal pode fazer outras tarefas enquanto os instrumentos estão a ser limpos. A energia ultra-sónica produz milhares de milhões de pequenas bolhas na solução de limpeza que colapsam e criam uma elevada turbulência na superfície dos instrumentos. Isto desaloja os derbies e suspende-os na solução ou dissolve-os. São muito poucos os instrumentos que não podem ser limpos por ultra-sons. Uma exceção são algumas peças de mão de alta velocidade, embora outras possam suportar a limpeza por ultra-sons. Verifique os instrumentos de limpeza do fabricante da peça de mão.

As unidades de limpeza por ultra-sons são fornecidas numa variedade de tamanhos que são independentes ou podem ser incorporadas em bancadas para se adaptarem a qualquer consultório ou clínica que processe instrumentos soltos ou em cassetes. Utilize sempre um cesto de limpeza ou um suporte para suspender os artigos na solução de limpeza e utilize a unidade com a tampa no lugar, seguindo as instruções do fabricante. Utilize uma solução de limpeza recomendada para utilização em aparelhos de limpeza por ultra-sons e mantenha a solução ao nível adequado na câmara de limpeza, assegurando que todos os artigos a limpar estão completamente submersos.

As soluções de limpeza que também têm atividade antimicrobiana reduzem a acumulação de micróbios na solução à medida que esta é utilizada repetidamente. Mas os desinfectantes simples não devem ser utilizados em vez de uma solução detergente, a menos que tenham sido concebidos para esta utilização. A solução de limpeza deve ser mudada pelo menos diariamente. Os instrumentos devem ser processados no aparelho de limpeza até ficarem visivelmente limpos. O tempo necessário pode variar muito, dependendo dos instrumentos, da quantidade ou do tipo de material nos instrumentos e da eficiência da unidade de ultra-sons. O tempo necessário varia entre cerca de 5 e 15 minutos.

C) Outros métodos de limpeza prévia

As máquinas de lavar a alta pressão são utilizadas em algumas grandes instalações (hospitais, escolas de medicina dentária) para limpar instrumentos, mas existem grandes unidades industriais. As máquinas de lavar loiça comuns nas cozinhas domésticas não têm, normalmente, pressão de água suficiente para uma limpeza eficaz dos instrumentos médicos ou dentários.

3) CONTROLO DA CORROSÃO, SECAGEM E LUBRIFICAÇÃO

Os instrumentos ou partes de instrumentos e brocas de aço-carbono enferrujam durante a esterilização a vapor. Os exemplos podem ser instrumentos de corte ou raspagem que não sejam de aço inoxidável, tais como escamadores e a superfície de corte de alicates ortodônticos. Embora os inibidores de ferrugem (por exemplo, nitrito de sódio) que podem ser pulverizados sobre os instrumentos ou usados como um mergulho reduzam a ferrugem de alguns desses itens, a melhor abordagem é não processar esses itens através do vapor. Em vez disso, seque bem os instrumentos e utilize calor seco ou esterilização por vapor químico insaturado, que não causam ferrugem.

Os instrumentos a serem processados através de um esterilizador a vapor devem, pelo menos, ser agitados para remover o excesso de água ou secos mais cuidadosamente se forem embalados em papel ou em invólucro de esterilização de papel e plástico. Isto evitará que o papel molhado se rasgue acidentalmente durante a embalagem.

4) EMBALAGEM

O acondicionamento dos instrumentos antes do processamento através da esterilização evita que fiquem contaminados após a esterilização durante o armazenamento ou quando são distribuídos para a cadeira. Os instrumentos não embalados ficam completamente expostos ao ambiente assim que a porta do esterilizador é aberta e podem ser contaminados por poeiras ou aerossóis no ar, por manuseamento inadequado ou por contacto com superfícies contaminadas. A embalagem consiste em organizar os instrumentos em conjuntos funcionais e embrulhá-los ou colocá-los em bolsas, sacos, tabuleiros ou cassetes de esterilização.

Procedimentos gerais

Utilize apenas material de embalagem ou recipientes abertos que tenham sido concebidos para serem utilizados em esterilizadores. Outros invólucros, sacos de plástico, recipientes ou papel podem derreter, impedir a penetração do agente esterilizante nos instrumentos ou libertar químicos indesejados para as câmaras do esterilizador. As bolsas, invólucros ou sacos de esterilização nunca devem ser selados com fechos metálicos, incluindo estribos ou qualquer outro material que possa perfurar o material e violar a esterilidade.

Os recipientes fechados, tais como tabuleiros ou frigideiras com tampas e fundos sólidos, frascos de vidro com tampa ou invólucros como a folha de alumínio, nunca devem ser utilizados para embalar artigos para esterilização em esterilizadores a vapor ou a vapor químico insaturado. O vapor ou o vapor químico quente não penetrará nestes recipientes ou materiais para alcançar os artigos no seu interior. No entanto, estes podem ser apropriados para esterilização em calor seco, se os sacos contiverem resíduos regulamentados que serão esterilizados antes de serem eliminados após a remoção do esterilizador. Se estiverem fechados, o vapor ou o produto químico não alcançará os itens dentro dos contentores ou sacos de risco biológico. Nem todos os contentores para objectos cortantes e sacos de risco biológico conseguem suportar a temperatura elevada da esterilização por calor.

A penetração de vapor, vapor químico quente ou ar aquecido através de um determinado tipo de material de embalagem ou recipiente pode ser testada colocando tiras de esporos no interior e processando através do esterilizador para garantir que os esporos são mortos.

i) Embalagem ou ensacamento

Conjuntos funcionais de instrumentos podem ser colocados num pequeno tabuleiro esterilizável e todo o tabuleiro pode ser envolvido com película de esterilização. Selar a urdidura com fita adesiva que resista ao processo de aquecimento. (por exemplo, "fita para autoclave").

Os conjuntos funcionais também podem ser colocados em bolsas "transparentes" que têm material de biofilme "plástico" transparente no lado e papel de esterilização pesado no outro lado. Estas bolsas estão disponíveis em muitos tamanhos diferentes, podem ser utilizadas em esterilizadores a vapor ou a vapor químico insaturado, e têm indicadores químicos impressos diretamente no papel. Algumas bolsas são auto-selantes e outras precisam de ser seladas a quente ou com fita adesiva. As bolsas são facilmente abertas após a esterilização, retirando o plástico do papel. Existem sacos de papel de "plástico" transparente do tipo nylon, mas é necessário ter cuidado, porque os instrumentos afiados e pontiagudos podem perfurar facilmente o papel. Expulsar o máximo de ar possível dos sacos e bolsas antes da esterilização.

ii) Utilizar a cassete-

Estão disponíveis vários estilos de cassetes que contêm conjuntos funcionais de instrumentos durante a cadeira e durante os processos de pré-limpeza, enxaguamento e esterilização por ultra-sons. A utilização de cassetes reduz o manuseamento direto de instrumentos contaminados e mantém os instrumentos juntos durante todo o processo. Após a limpeza, enxaguamento e secagem por ultra-sons, podem ser adicionados à cassete artigos esterilizáveis do tipo de fornecimento, e a cassete é embrulhada, esterilizada e armazenada ou utilizada imediatamente. As cassetes estão disponíveis em aço inoxidável, alumínio e materiais de plástico/resina que podem suportar vapor, vapor químico e esterilização por calor seco.

iii) Instrumentos não embalados

A esterilização de instrumentos não embalados é a abordagem menos satisfatória para a proteção dos doentes, uma vez que permite uma contaminação desnecessária antes de os instrumentos serem efetivamente utilizados no doente seguinte. Se, por alguma razão, os instrumentos não embalados forem esterilizados (por exemplo, esterilização rápida de um item em falta que tenha caído no chão durante o tratamento do doente), devem ser posteriormente manuseados com um cuidado muito especial para reduzir ao máximo a contaminação pós-esterilização. Isto inclui o manuseamento dos instrumentos com pinças esterilizadas ou luvas limpas/estéreis e a sua proteção contra poeiras ou aerossóis no ar ou contra o contacto com qualquer superfície contaminada, utilizando capas ou coberturas limpas/estéreis.

5) ESTERILIZAÇÃO

A esterilização é um processo destinado a matar todos os microrganismos e é o nível mais elevado de eliminação microbiana que pode ser alcançado. Como não é possível determinar por rotina se um processo de eliminação microbiana mata efetivamente todos os microrganismos, é selecionado um micróbio altamente resistente como desafio padrão. Se o processo matar este micróbio, então é considerado um processo de esterilização eficiente.

Existem três tipos de processos de esterilização utilizados em medicina dentária

1) Esterilização por calor

2) Esterilização a gás

3) Esterilização química líquida

Existem outros tipos de procedimentos de esterilização, mas ainda não se tornaram práticos para uso em consultórios. A esterilização por calor envolvendo vapor, calor seco e vapor químico insaturado é o tipo mais comum de esterilização utilizado atualmente nos consultórios. Todos os métodos de esterilização por calor podem ser monitorizados rotineiramente quanto à sua eficácia, utilizando endosporos bacterianos, mas este tipo de esterilização não é habitualmente utilizado nos consultórios dentários devido ao longo tempo de exposição necessário para a esterilização.

Embora o esterilizante químico líquido, glutaraldeído, possa demonstrar ser esporicida em testes laboratoriais controlados, a morte microbiana que ocorre durante a utilização efectiva no consultório não pode ser determinada por rotina.

6) CONTROLO DA ESTERILIZAÇÃO

O objetivo da esterilização é a eliminação completa de todas as formas de vida microbiana nos artigos que estão a ser precedidos. A única forma de determinar se todos os artigos que passam por um esterilizador são realmente estéreis é testar cada artigo para detetar todos os microrganismos vivos. Isto é impossível porque o artigo testado não pode ser utilizado para os cuidados dos doentes. Assim, existem procedimentos ou produtos que podem ser utilizados para provar de forma absoluta a esterilidade dos artigos processados.

As falhas de esterilização por calor resultam quando o contacto direto entre o agente de esterilização e todas as superfícies dos artigos a serem precedidos não ocorre durante o período de tempo adequado. Vários factores podem causar falhas de esterilização, incluindo a utilização e o funcionamento incorrectos do esterilizador. Em muitos casos, estas falhas não serão detectadas, a menos que seja efectuada uma monitorização adequada da esterilização. Existem três formas de monitorização da esterilização, que devem ser utilizadas para garantir a esterilidade: monitorização biológica, química e física.

(A) Controlo biológico

A monitorização biológica fornece a principal garantia de esterilização. Envolve o processamento de esporos bacterianos altamente resistentes através do esterilizador e, em seguida, a cultura dos esporos para determinar se foram mortos.

Tipos de indicadores biológicos

Os indicadores biológicos (BI) contêm os endosporos bacterianos utilizados para o controlo. Os esporos utilizados são Bacillus stearothermophillus (para testar a esterilização por vapor ou vapor químico) ou Bacillus subtilis (para testar a esterilização por calor seco ou por gás de óxido de etileno). Não existe nenhum BI disponível para testar rotineiramente esterilizantes químicos líquidos ou desinfectantes no consultório.

Os BI's são embalados em diferentes formas. As tiras de esporos são tiras de papel com cerca de uma polegada de comprimento que contêm um tipo de esporo ou podem conter ambos os tipos de esporos (BI's de duas espécies) que podem ser utilizadas para testar os quatro tipos de esterilizadores. As tiras de esporos são encerradas num invólucro protetor de glassine e, após o processamento através do esterilizador, a tira interna é removida assepticamente e colocada num tubo de meio de cultura apropriado que é incubado durante 7 dias a 55^0 C. (para B. stearothermophilus) ou a 37^0 C (para B. subtilis). Se ainda houver esporos vivos, eles crescerão e produzirão turvação e/ou mudarão a cor do meio de cultura, indicando falha na esterilização. As tiras de esporos podem ser utilizadas para monitorizar todas as formas de esterilização pelo calor.

Outra forma de BI é designada por frasco autónomo e contém uma tira ou disco de esporos juntamente com uma ampola de meio de cultura num frasco de plástico com uma tampa ventilada para permitir a entrada do agente esterilizante no frasco para contacto com a tira ou disco de esporos. Após o processamento através do esterilizador, o frasco é espremido ou a tampa é empurrada para baixo para quebrar a ampola interna, misturando o meio de crescimento com os esporos. O frasco é então incubado a 55^0 C e, se ainda estiverem presentes esporos vivos, estes crescerão e mudarão a cor do meio de crescimento, indicando que a esterilização falhou.

Utilização de indicadores biológicos

Nos esterilizadores a vapor do tipo hospitalar, os BI's são colocados dentro de um pacote de teste padronizado de toalhas, precedidos através do esterilizador e analisados. Os pacotes de teste ainda estão a ser desenvolvidos para utilização em pequenos esterilizadores de escritório a vapor, vapor químico e calor seco. Até que esses pacotes de teste sejam desenvolvidos e verificados, a monitorização biológica de rotina de pequenos esterilizadores tipo escritório deve envolver a colocação do BI dentro de um de cada tipo de pacote (bolsa, sacos, pacotes e cassete) processado através do esterilizador. Uma BI de controlo que não seja processada através do esterilizador mas que seja manuseada da mesma forma que a BI de teste deve ser analisada juntamente com a BI de teste que é processada através do esterilizador.

Análise dos indicadores biológicos

A análise adequada de um teste microbiológico como o BI implica a confirmação de que os organismos de teste estavam vivos antes do teste, o que pode ser conseguido através da utilização de um BI de controlo que não é processado através do esterilizador.

Gestão da monitorização biológica

Existem duas abordagens aceitáveis para a monitorização biológica: a monitorização em gabinete e a monitorização por correspondência.

i) **Monitorização no consultório** - Esta abordagem à monitorização biológica implica a aquisição dos materiais e equipamentos adequados, a análise do BI no consultório e a preparação de registos apropriados. Os esterilizadores a vapor podem ser monitorizados no consultório através da aquisição de um tipo de frasco de BI auto-contaminado. Os registos dos testes devem incluir a data do teste, o tipo de material de embalagem (pacotes, bolsas, cassete) e a localização no esterilizador, os resultados do teste e do controlo Bi e o nome de quem realizou o teste.

ii) **Monitorização por correio** - Uma abordagem conveniente para a monitorização biológica é o consultório subscrever um serviço de monitorização da esterilização disponível em empresas privadas ou através de algumas escolas de medicina dentária. Estes serviços podem monitorizar qualquer tipo de esterilizador e fornecer ao consultório os BI's apropriados (normalmente tiras de esporos) e instruções para a sua utilização. Após o processamento no esterilizador. Os BI's são enviados de volta para o serviço onde são analisados e um relatório do resultado é enviado para o escritório para registo. Se for detectada uma falha na esterilização, o serviço normalmente notifica o consultório por telefone.

B) Controlo químico

A monitorização química utiliza produtos químicos sensíveis ao calor (em vez de esporos vivos na monitorização biológica) para avaliar as condições físicas durante o processo de esterilização. A monitorização química envolve a utilização de indicadores que mudam de cor ou de forma física quando expostos a determinadas temperaturas, tais como fita de autoclave, marcações especiais em bolsas e sacos, tiras de indicadores químicos, separadores ou pacotes ou tubos de líquido colorido.

Existem dois tipos de indicadores químicos. Um tipo, designado por indicador de mudança rápida, muda de cor rapidamente após ter sido atingida uma determinada temperatura (por exemplo, fita de autoclave e marcas especiais em bolsas e sacos). O indicador de mudança rápida é utilizado como um indicador externo no exterior de cada embalagem, bolsa ou cassete para indicar que o artigo foi, pelo menos, processado através de um esterilizador térmico. Isto identifica os artigos que foram processados pelo calor e os que não o foram. Assim, o indicador de mudança rápida apenas demonstra que um artigo foi exposto a uma determinada temperatura durante um determinado período de tempo.

O segundo tipo de indicador químico é chamado de indicador de mudança lenta ou integrado, que muda de cor ou de cor lentamente, respondendo a uma combinação de tempo e temperatura ou temperatura e presença de vapor. Estes indicadores são utilizados no interior de cada embalagem, bolsa ou cassete para avaliar se os instrumentos foram expostos às condições de esterilização.

C) Controlo físico

O monitoramento físico do processo de esterilização envolve a observação dos medidores e visores do esterilizador e o registro da temperatura, pressão e tempo de exposição do esterilizador. Embora leituras correctas não garantam a esterilização, uma leitura incorrecta dá a primeira indicação de que provavelmente ocorreu um problema. Muitos pequenos esterilizadores de escritório têm agora dispositivos de recodificação que imprimem estes parâmetros, fornecendo um registo físico de monitorização para cada ciclo. Deve-se lembrar que os medidores e visores do esterilizador indicam as condições na câmara do esterilizador e não as condições dentro dos pacotes, bolsas ou cassetes que estão sendo processados. Portanto, o monitoramento físico pode não detetar problemas resultantes de sobrecarga, material de embalagem inadequado ou uso de recipientes fechados.

7) MANUSEAMENTO DE INSTRUMENTOS PROCESSADOS

A esterilidade dos instrumentos deve ser mantida até que os pacotes, bolsas ou cassetes esterilizados sejam abertos para utilização ao lado da cadeira.

i) Secagem e arrefecimento

Os pacotes, bolsas ou cassetes processados através de um pequeno esterilizador a vapor de escritório podem estar húmidos e devem secar antes de serem manuseados. Isto é particularmente verdadeiro quando são utilizadas bolsas de papel ou de papel/biofilme, pois o papel molhado pode "atrair" microrganismos através do invólucro ou rasgar-se facilmente quando manuseado. A maioria dos fabricantes de esterilizadores a vapor fornece instruções de secagem e alguns podem até ter um ciclo de secagem programado, conforme descrito anteriormente.

O arrefecimento dos pacotes quentes deve ser efectuado lentamente para evitar a formação de condensação nos instrumentos. Não colocar os pacotes quentes debaixo de saídas de ar condicionado ou de ar frio, nem transferi-los para superfícies frias. Não é recomendável utilizar uma ventoinha ou um ventilador na sala de esterilização para secar ou arrefecer os instrumentos, uma vez que isto provoca a sub circulação de ar ambiente potencialmente contaminado à volta dos pacotes.

ii) Armazenamento

O manuseamento de embalagens esterilizadas deve ser reduzido ao mínimo, e as que estiverem caídas no chão, rasgadas, comprimidas ou molhadas devem ser consideradas como contaminadas.

Além disso, devem ser tomadas medidas para evitar a mistura de pacotes esterilizados com pacotes não esterilizados. Os indicadores químicos externos são a principal medida de controlo. Além disso, as zonas "limpas" e "sujas" da sala de esterilização devem estar fisicamente separadas ou situadas em diferentes partes da sala e claramente assinaladas com sinais (por exemplo, "apenas artigos contaminados", "apenas artigos esterilizados"). Assim, os recipientes de resíduos, a área de limpeza dos instrumentos e a área de embalagem devem estar separados do local onde os instrumentos são esterilizados e posteriormente armazenados.

O armazenamento de pacotes esterilizados por mais do que alguns dias, no máximo, é incomum na odontologia, pois o curto tempo de retorno reduz o número total (e o custo) de conjuntos de instrumentos necessários. No entanto, uma garantia de esterilidade adequada detecta a necessidade de proteção dos instrumentos esterilizados contra a recontaminação, independentemente do tempo entre a esterilização e a reutilização na cadeira.

Armazene as embalagens esterilizadas em áreas secas, fechadas e com pouca poeira, longe de lavatórios e canos de esgoto e água e a alguns centímetros de distância dos tectos, pisos e paredes exteriores. Isto evita que as embalagens fiquem molhadas com salpicos de água, produtos de limpeza do chão e condensação nos tubos ou paredes. Além disso, guarde as embalagens longe de fontes de calor que possam tornar o material de embalagem frágil e mais suscetível de ser rasgado ou perfurado.

As embalagens de instrumentos devem ser verificadas quanto a rasgões ou perfurações após o arrefecimento e imediatamente antes da utilização, ao lado da cadeira. O prazo de validade das embalagens esterilizadas é o período de tempo durante o qual se presume que a esterilidade se mantém. Se as embalagens esterilizadas ficarem húmidas ou forem rasgadas ou perfuradas, a esterilidade fica comprometida.

Os instrumentos não embalados têm um prazo de validade zero. Uma vez que o prazo de validade depende essencialmente da manutenção da integridade do material de embalagem, não existe um tempo exato durante o qual todas as embalagens de instrumentos possam ser armazenadas em segurança. O esterilizado "mais antigo" deve ser utilizado em primeiro lugar, desde que o material de embalagem esteja intacto. Isto é designado por sistema de rotação de stocks "primeiro a entrar - primeiro a sair". O tempo máximo de armazenamento pode ser considerado como um mês.

iii) Distribuição

Os instrumentos dos pacotes ou bolsas esterilizados podem ser colocados em tabuleiros esterilizados, descartáveis ou, pelo menos, limpos e desinfectados ao lado da cadeira. As cassetes de instrumentos esterilizados são distribuídas para serem abertas ao lado da cadeira. Não se recomenda a colocação de instrumentos não embalados ou embalados em gavetas ou armários para utilização direta ao lado da cadeira durante a prestação de cuidados aos doentes. As gavetas ou armários e o seu conteúdo podem ser contaminados com demasiada facilidade se forem retirados com os dedos cobertos de saliva.

8) PROTECÇÃO DOS INSTRUMENTOS

O processamento de instrumentos pode causar danos nos instrumentos, mas podem ser tomadas várias medidas para reduzir ao mínimo esse facto.

Os instrumentos de aço inoxidável são os menos afectados pela corrosão causada pela humidade e pelo calor, mas alguns médicos preferem instrumentos com superfícies de corte de aço-carbono em vez de aço inoxidável, que podem manter a ponta afiada durante mais tempo. Infelizmente, os artigos de aço-carbono corroem e perdem a nitidez durante a esterilização a vapor. Por exemplo, as brocas de carboneto de tungsténio perdem cerca de 64% da sua eficácia de corte após a esterilização a vapor. A utilização de inibidores de ferrugem por imersão ou por pulverização reduz normalmente a corrosão, mas com ciclos repetidos de esterilização a vapor, os artigos ficarão danificados. Os artigos de aço-carbono são melhor esterilizados num ambiente que não produza corrosão, como o calor seco ou um esterilizador de vapor químico. Devem ser feitos todos os esforços para enxaguar ou remover detritos biológicos, soluções de desinfeção ou esterilização, sais de cloreto e detergentes altamente alcalinos antes de processar os instrumentos por calor.

REFERÊNCIAS

1. Cottone JA, Terezhalmy GT, Molinari JA. *Controlo prático de infecções em medicina dentária.* 2nd ed. Baltimore. Williams and Wilkins; 1996.

2. Bhatnagar S, Bagga DK, Sharma P, Kumar P, Sharma R. Infection control strategy in orthodontic office. Eur J of Gen Dent. 2013; 2(1):1-7.

3. Miller CH. Limpeza, esterilização e desinfeção. Noções básicas de eliminação microbiana para controlo de infecções. J Am Dent Assoc. 1993; 124:48-56.

4. Bently EM. O valor das máquinas de limpeza ultra-sónicas na prática dentária. Br Dent J. 1994; 177:53-6.

5. Bently EM, Sarll DW. Melhorias no controlo de infecções cruzadas na prática dentária geral. Br Dent J. 1995; 179:19-21.

6. Spolyar JL, Johnson CG, Head R, Porath L. Desinfeção ultra-sónica a frio. J Clin Orthod. 1986; 20:852-3.

CAPÍTULO 7. MÉTODOS DE ESTERILIZAÇÃO

A esterilização é definida como o processo pelo qual um artigo, superfície ou meio é libertado de todos os microrganismos vivos, quer no estado vegetativo quer no estado de esporos.

A desinfeção é a destruição ou remoção de todos os organismos patogénicos ou capazes de dar origem a infecções.

Dois métodos de esterilização-

1. Métodos físicos de esterilização

2. Métodos químicos de esterilização

CLASSIFICAÇÃO DOS INSTRUMENTOS A ESTERILIZAR

Os instrumentos dentários são classificados em três categorias, consoante o risco de transmissão de infecções e a necessidade de os esterilizar entre utilizações.

1. Crítico

2. Semi-crítico

3. Não crítico

CRÍTICO

Os instrumentos cirúrgicos e outros instrumentos utilizados para penetrar nos tecidos moles ou nos ossos são classificados como críticos e devem ser esterilizados após cada utilização. Estes dispositivos incluem: fórceps, bisturis, cinzéis de osso, instrumentos de raspagem, brocas cirúrgicas, etc.

A esterilização é o modo preferido de desinfeção para todos os instrumentos críticos.

SEMI CRÍTICO

Os instrumentos que não penetram nos tecidos moles ou no osso, mas que entram em contacto com os tecidos orais, são classificados como semi-críticos. São exemplos os espelhos, os instrumentos de plástico, as brocas, os condensadores de amálgama, etc.

Se a esterilização não for viável, porque o instrumento será danificado pelo calor, o instrumento deve receber uma solução de desinfeção de alto nível durante 6-10 horas, ou de acordo com o estipulado pelo fabricante.

NÃO CRÍTICO

Estes artigos, que não entram em contacto com fluidos corporais, são designados por não críticos. Incluem artigos como frascos de medicamentos, revestimentos de cavidades, materiais de restauração, etc.

Estes podem entrar em contacto com a pele intacta ou com as superfícies de trabalho, mas não são utilizados na boca.

PROCEDIMENTOS ANTES DA ESTERILIZAÇÃO

Todos os instrumentos contaminados devem ser embebidos e depois limpos antes de serem embalados para esterilização.

AGRUPAMENTO E PRÉ-LAVAGEM DOS INSTRUMENTOS

Foi sugerido que todos os instrumentos manuais para um procedimento deveriam ser agrupados.

A imersão prévia dos instrumentos contaminados mantém-nos húmidos até que seja possível efetuar uma limpeza completa.

LIMPEZA PRÉ-ESTERILIZAÇÃO

A limpeza deve ser efectuada esfregando cuidadosamente com água e sabão ou uma solução detergente, ou com um dispositivo mecânico.

LIMPEZA POR ULTRA-SONS

As máquinas de limpeza por ultra-sons utilizam osciladores piezoeléctricos situados por baixo de caixas de aço inoxidável para criar oscilações num tanque cheio de líquido. A limpeza por ultra-sons é um processo de limpeza simples e não substitui a esterilização

EMBALAGEM E SELAGEM DE INSTRUMENTOS

Todos os instrumentos devem ser cuidadosamente embalados em conjuntos funcionais antes da esterilização. Está disponível uma variedade de materiais de embalagem, sendo as bolsas de papel-plástico auto-vedantes as mais convenientes.

SELECÇÃO DE MATERIAIS DE EMBALAGEM PARA DIFERENTES ESTERILIZAÇÕES

MÉTODOS

MÉTODO DE ESTERILIZAÇÃO	MATERIAIS DE EMBALAGEM
Calor húmido	Bolsas de papel/plástico, tubos de plástico tipo nylon, papel de esterilização, cassetes embrulhadas e tecido fino
Vapor químico	Bolsas de papel/plástico, algum papel de esterilização
Calor seco	Tubos de plástico de nylon de tipo calor seco, algum papel de esterilização

MÉTODOS FÍSICOS DE ESTERILIZAÇÃO

Esterilização **em autoclave ou a vapor sob pressão**

- Eficaz contra todos os fungos, bactérias, vírus e esporos
- Provoca ferrugem e corrosão dos instrumentos.

A autoclavagem é o padrão de ouro para uma esterilização eficaz e é utilizada para a maioria das necessidades cirúrgicas. Este processo sujeita os instrumentos à condensação de vapor sob pressão (15 psi) a uma temperatura de 121^0 C a 134^0 C. Para obter a esterilização, é necessário um tempo de espera de, pelo menos, 15 minutos a 121^0 C ou 3 minutos a 134^0 C. Após a esterilização, é normalmente necessário um período de arrefecimento. Um ciclo completo desde o início até à esterilização e subsequente arrefecimento varia entre 40 minutos e uma hora para ciclos rápidos e convencionais. Esta é uma consideração importante quando é necessário um tempo de resposta mais rápido do instrumento.

Uma caraterística importante dos autoclaves é o facto de estarem equipados com um indicador que regista e apresenta a temperatura e a pressão envolvidas no processo, em função do tempo. Isto permite uma verificação da eficácia do processo.

Embora extremamente eficaz como forma de esterilização, a presença de vapor de água no processo tem sido considerada prejudicial para os alicates ortodônticos. Estudos comparativos de vários protocolos de esterilização relataram a ocorrência de alterações corrosivas com ciclos repetidos. Verificou-se que as alterações corrosivas ocorrem em torno de áreas de articulação, ângulos agudos, arestas de corte ou extremidades pontiagudas que facilitam a retenção de vapor de água.

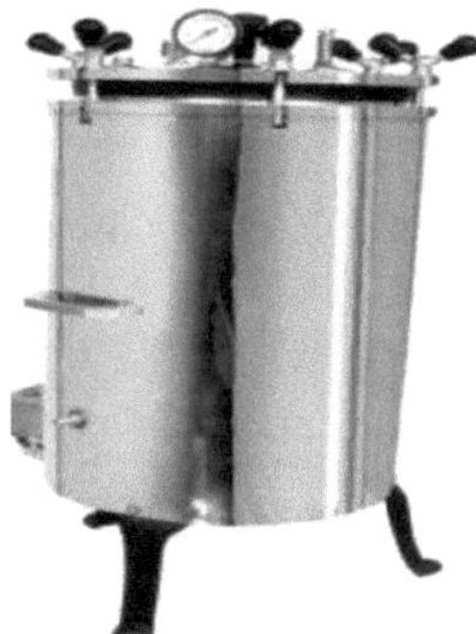

Figura 2 AUTOCLAVE

Processo de esterilização por calor seco e calor seco rápido

- Eficaz contra todos os fungos, bactérias, vírus e esporos
- Mais adequado para necessidades ortodônticas devido à ausência de humidade
- Os ciclos de aquecimento repetidos podem alterar as características de dureza da superfície dos instrumentos

A esterilização por calor seco provoca a destruição oxidativa do protoplasma bacteriano a uma temperatura de 160^0 C e, inicialmente, implicava uma duração de até 2 horas para conseguir a esterilização. Atualmente, a esterilização por ar quente envolve ciclos a uma temperatura de 190^0 C durante 6 a 12 minutos e é conhecida como esterilização rápida por calor seco. Os instrumentos devem estar secos antes da esterilização, uma vez que a presença de água interfere com o processo. Além disso, a temperatura mais elevada envolvida no processo garante um tempo de arrefecimento mais longo. A ausência de humidade no processo de esterilização é benéfica para a longevidade dos alicates ortodônticos, as superfícies de corte; tornando-o assim vantajoso em relação a outros protocolos de esterilização.

Em geral, a temperatura mais elevada associada a este processo pode predispor a algumas alterações nas propriedades físicas do alicate e os fabricantes advertem contra a exposição do instrumento acima de 193^0 C. Os efeitos a longo prazo da esterilização repetida por calor seco relataram alterações mínimas nas características físicas dos alicates ortodônticos, onde foram avaliadas a corrosão e a microdureza.

MÉTODOS QUÍMICOS DE ESTERILIZAÇÃO

As directrizes publicadas para o controlo de infecções prevêem a utilização de esterilizantes e desinfectantes químicos quando não é possível esterilizar por calor ou eliminar os artigos que ficam contaminados durante o tratamento.

Existe uma variedade de produtos comerciais disponíveis como desinfectantes, que podem ser utilizados em determinados casos. É importante reconhecer desde já que a eficácia de qualquer esterilizante químico ou desinfetante de superfícies depende de uma série de factores, incluindo os seguintes

1) A concentração e a natureza do microrganismo contaminante.

2) A concentração de produtos químicos

3) O tempo de exposição

4) A quantidade de carga biológica acumulada

A desinfeção é definida como a destruição de microrganismos patogénicos em superfícies contaminadas. Quando utilizados como desinfectantes, os produtos químicos não são eficazes contra formas altamente resistentes, como os esporos bacterianos e micóticos.

A escolha de esterilizantes químicos, desinfectantes de superfícies e anti-sépticos adequados tornou-se confusa para muitos profissionais de medicina dentária, devido às reivindicações exageradas dos fabricantes e aos ensaios enganadores descritos na literatura. Por conseguinte, as capacidades reais de desempenho de cada agente podem ser ocultadas. A confusão também surge quando os dentistas e outros prestadores de cuidados não têm conhecimento das directrizes que ajudam na seleção dos produtos químicos adequados.

Em 1972, **Spaulding propôs** um sistema normalizado de classificação dos esterilizantes e desinfectantes químicos. Este sistema foi desenvolvido originalmente para classificar os instrumentos hospitalares de acordo com a sua utilização e grau de contaminação, mas também pode ser adaptado para incluir instrumentos e equipamento dentário. Em 1991, foi publicada uma modificação do esquema original de Spauding. Os artigos e equipamentos de cuidados aos doentes são colocados numa de três categorias: críticos, semi-críticos e não-críticos.

Classificação de Spaulding

Categoria do artigo	Identificação do artigo	Artigos	Riscos potenciais de transmissão de doenças	Método de descontaminação
Itens críticos	Toca o osso ou penetra nos tecidos moles	Brocas dentárias	Muito elevado a elevado	Esterilização
Itens semi-críticos	Não penetra nos tecidos mas entra em contacto com a membrana mucosa	Espelho bucal	Moderado	Esterilização ou desinfeção de alto nível
Itens não críticos	Tem contacto com contacto pele	Pega leve, superfície de cadeira	Baixo a nenhum	Desinfeção de nível médio ou baixo, limpeza simples
Superfícies ambientais	Sem contacto direto com o doente	Superfície de trabalho no laboratório	Baixa	Desinfeção de nível intermédio ou utilização de barreiras

São então definidas diferentes classes de desinfectantes com base na sua eficácia contra bactérias vegetativas, bacilos da tuberculose, esporos de fungos, vírus com e sem lípidos e endosporos bacterianos.

Classificação de **Spaulding** dos desinfectantes químicos

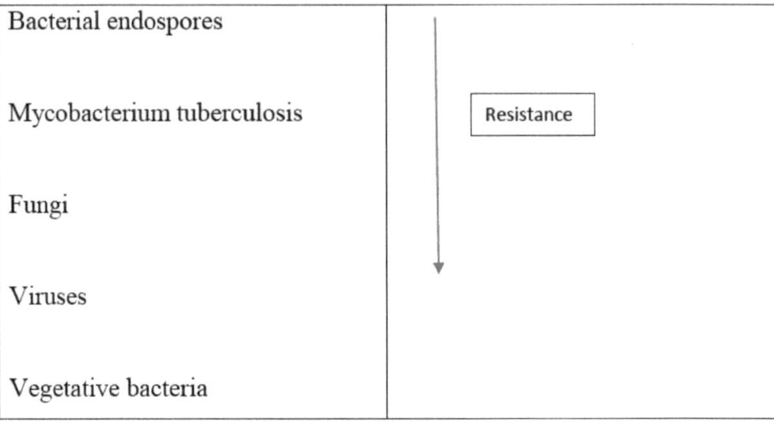

A capacidade de matar esporos bacterianos é um critério essencial para a inclusão de um produto químico nas classes dos esterilizantes e dos desinfectantes de alto nível. Exemplos destes esterilizantes químicos incluem o gás de óxido de etileno (ETO) e soluções de gluteraldeído por imersão.

Embora os desinfectantes de alto nível sejam capazes de esterilizar artigos imersos, estes produtos químicos são frequentemente utilizados de forma incorrecta. Em vez de imergir os artigos na solução durante o intervalo necessário, o pessoal pode utilizar apenas uma exposição de 20 a 30 minutos e enxaguar os materiais "esterilizados" em água não esterilizada e higienizada.

Estes artigos são, na melhor das hipóteses, desinfectados (por vezes ouve-se a frase "relativamente estéril"), e a utilização destes produtores de "esterilização a frio" representa um dos aspectos mais abusivos do controlo de infecções.

Uma vez que as soluções habitualmente utilizadas desta forma não podem garantir a destruição de todas as formas microbianas presentes, a esterilização a frio é, na verdade, um termo incorreto. Este procedimento não deve ser confundido com os métodos de esterilização aceites.

MECANISMOS DE ACÇÃO ANTIMICROBIANA:

A maior parte dos esterilizantes e desinfectantes químicos desorganizam as células-alvo, actuando como venenos citoplasmáticos. Esta falta geral de especificidade limita a utilidade destes agentes a objectos inanimados. Qualquer parte ou a totalidade das três principais porções das células microbianas pode ser afetada: a parede celular, o conteúdo citoplasmático (especialmente as enzimas) e o material nuclear.

ESTERILIZANTES QUÍMICOS

i) Óxido de etileno:

A utilização de ETO é reconhecida pela Associação Dentária Americana (ADA) e pelos Centros de Controlo e Prevenção de Doenças (CDC) como um método aceitável de esterilização para os seguintes artigos:

a) Os que podem ser danificados pelo calor e/ou humidade, e

b) Os que podem ser limpos e secos cuidadosamente.

O óxido de etileno é um gás incolor altamente penetrante à temperatura ambiente. Este produto químico é eficaz como agente virucida, é esporicida, não danifica os materiais e pode evaporar-se sem deixar resíduos.

Temperatura: temperatura ambiente (25°C/75°F)

Duração do ciclo: 10 -16 horas (consoante o material)

Requisitos do material de embalagem: o gás deve poder penetrar

Material aceitável: papel, sacos de plástico

Materiais inaceitáveis: recipientes de metal ou vidro selados

Vantagens:

1. Elevada capacidade de penetração (exceto em dispositivos iluminados)

2. Não danifica materiais lábeis ao calor (incluindo borracha e peças de mão)

3. Evapora-se sem deixar resíduos tóxicos

4. Adequado para materiais que não podem ser expostos à humidade.

Desvantagens:

1. Lento requer um tempo de ciclo longo

2. Utiliza produtos químicos tóxicos/perigosos

3. Os artigos devem ser limpos e secos cuidadosamente antes de serem expostos.

4. Provoca irritação dos tecidos se não for bem arejado.

5. Algumas unidades requerem um "pára-chispas" especial porque o ETO pode ser explosivo na presença de chamas ou faíscas.

O óxido de etileno puro é bastante tóxico, alérgico, de ação lenta e forma misturas explosivas com o ar.

As preparações comerciais incorporavam anteriormente dióxido de carbono com ETO (90% CO_2 / 10% ETO) para formar uma combinação ativa mais estável; no entanto, as misturas actuais devem conter 12% de ETO e 88% de cloroflurocarbono (Freon) para reduzir ainda mais a inflamabilidade do produto.

ii) Glutaraldeído:

O glutaraldeído (1,5-pentanodial) ($C_5H_8O_2$) tem duas unidades de aldeído, uma na extremidade da cadeia de carbono. As diferentes preparações comerciais são activas a um pH ácido, alcalino ou neutro. Os dois últimos tipos utilizam um ativador que faz com que o glutaraldeído final de 2,0 a 3,2% atinja o pH desejado. Nestas concentrações, o glutaraldeído pode ser eficaz contra bactérias vegetativas, incluindo M. Tuberculosis, fungos e vírus e pode destruir esporos microbianos após um período de imersão de 10 horas. Por conseguinte, oferecem uma alternativa de esterilização por imersão para os poucos artigos que não suportam a esterilização repetida por calor e que não são descartáveis

Para além da sua vasta gama antimicrobiana, o glutaraldeído possui também outras características. Têm uma resistência surpreendente à inativação por matéria orgânica, como a imersão. De facto, os glutaraldeídos são úteis na descontaminação de certos tipos de materiais de impressão dentária.

A imersão de artigos reutilizáveis em soluções de glutaraldeído pode ser útil em determinadas condições específicas, mas também pode representar uma linha fraca de soluções de retenção química, não sendo substitutos aceitáveis da esterilização pelo calor. Além disso, os artigos imersos devem ser cuidadosamente enxaguados com água esterilizada, de acordo com as instruções do fabricante.

Desvantagens: -

Embora as formulações de glutaraldeído sejam eficazes como esterilizantes/desinfectantes por imersão, são também extremamente tóxicas para os tecidos. A irritação das mãos e a descoloração das cutículas são um sinal comum quando as pessoas não usam luvas adequadas durante a utilização em consultório de preparações de glutaraldeído. Foram notificados danos nos tecidos respiratórios e olfactivos e lesões oculares. Está bem estabelecido que as soluções de glutaraldeído não devem entrar em contacto físico direto com os tecidos.

2) DESINFECTANTES QUÍMICOS

i) **Detergentes (substâncias activas de superfície).**

Os detergentes são preparações que alteram a natureza das interfaces para diminuir a tensão superficial e aumentar a limpeza.

Os efeitos antimicrobianos ocorrem principalmente na membrana celular através da alteração da barreira osmótica. Isto resulta num aumento da permeabilidade celular e, subsequentemente, as células-alvo não conseguem manter a sua integridade.

Os agentes tensioactivos comuns são classificados como não-iónicos, aniónicos ou catiónicos. Os produtos químicos não-iónicos não possuem quaisquer propriedades antimicrobianas. Os detergentes aniónicos sintéticos e os sabões são exemplos de preparações aniónicas. Os sabões são sais de ácidos carboxílicos alifáticos de cadeia longa de gorduras animais e vegetais. A maioria dos detergentes aniónicos sintéticos contém sulfatos ou sulfonatos de alquilo.

As preparações de amónio quaternário são exemplos de desinfectantes catiónicos de superfície. Estes agentes são germicidas numa concentração muito inferior à dos detergentes não iónicos e podem permanecer bacteriostáticos em diluições relativamente elevadas. O local mais provável de ação antimicrobiana das soluções de amónio quaternário é a membrana celular.

Eliminação de qualquer dúvida quanto à viabilidade das preparações de amónio quaternário. Em 1978, o Conselho da ADA em Terapêutica Dentária eliminou estes agentes do programa de aceitação da ADA como desinfectantes. Assim, o cloreto de benzalcónio, o cloreto de dibenzalcónio e outros produtos químicos semelhantes não são recomendados para utilização de rotina como desinfectantes em medicina dentária.

No entanto, as soluções de amónio quaternário são bons agentes de limpeza e são comercializadas para profissionais de saúde como desinfectantes e produtos de limpeza com base nesta capacidade de limpeza. As formulações desenvolvidas mais recentemente que incorporam álcoois com os compostos de amónio quaternário foram aprovadas pela EPA como demonstrando atividade tuberculocida.

ii) Álcoois:-

O álcool etílico e o álcool isopropílico têm sido amplamente utilizados durante muitos anos como anti-sépticos da pele e desinfectantes de superfícies. Consequentemente, têm sido considerados historicamente como agentes amplamente benéficos para uma antissepsia eficaz. Ambos os agentes são desnaturantes de proteínas e solventes de lípidos eficazes. De um modo geral, os álcoois apresentam um espetro de atividade antimicrobiana bastante amplo em determinadas condições.

O álcool etílico é relativamente não tóxico, incolor, quase inodoro e insípido e evapora-se facilmente sem deixar resíduos. O álcool isopropílico é menos corrosivo do que o álcool etílico porque não é oxidado tão rapidamente em ácido acético e acetaldeído. No entanto, não são recomendados para utilização como desinfectantes de superfícies ambientais, devido a uma série de problemas graves inerentes às suas acções químicas.

Desvantagens

1. Não esporicida

2. Diminuição da atividade com a carga biológica

3. Danos em certos materiais, incluindo borracha e plásticos

4. Rápida taxa de evaporação com diminuição da atividade contra vírus em sangue seco, saliva e outras secreções em superfícies.

5. Não recomendado para a desinfeção de superfícies ambientais.

iii) Iodo e Iodóforos :-

O iodo é um dos mais antigos anti-sépticos para aplicação na pele, mucosas, abrasões e outras feridas. A elevada reatividade deste halogéneo com o seu substrato alvo confere-lhe um potente efeito germicida. Actua por iodação das proteínas e subsequente formação de sais proteicos. Como o iodo é insolúvel em água, tem sido preparado rotineiramente como uma tintura, sendo o sal de iodeto dissolvido em álcool. O iodo nesta forma continua a ser um antissético eficaz, como demonstrado pelo facto de, em diferentes concentrações, as tinturas de iodo serem tóxicas para bactérias gram-positivas e gram-negativas, bacilos da tuberculose, esporos, fungos e a maioria dos vírus. Esta forma de iodo tem, no entanto, alguns inconvenientes graves. É irritante e alergénico, corrói os metais e mancha a pele e o vestuário.

As tentativas de utilizar a poderosa ação germicida do iodo, reduzindo simultaneamente os seus efeitos cáusticos e corantes, levaram à síntese de compostos de iodo de última geração.

A base para estas formulações é a preparação de um agente no qual o iodo é mantido em complexos dissociáveis. Estes compostos, designados por iodóforos, conservam as seguintes características adicionais: irritam menos os tecidos e são significativamente menos alergénicos, não mancham a pele ou o vestuário e têm uma atividade prolongada após a aplicação. Os iodóforos são preparados através da combinação de iodo com um agente solubilizante ou transportador.

Os anti-sépticos Iodophor são úteis na preparação da mucosa oral para anestesia local e procedimentos cirúrgicos. Algumas formulações também se revelaram anti-sépticos eficazes para a lavagem das mãos.

Outras preparações de Iodophor servem como desinfectantes em hospitais, clínicas e outras instalações de cuidados de saúde. As suas propriedades tensioactivas tornam-nas excelentes agentes de limpeza antes da desinfeção, e as novas formulações comerciais de iodóforos demonstraram uma atividade tuberculocida aprovada pela EPA 5 a 10 minutos após a exposição. Devem ser preparadas soluções frescas diariamente porque a atividade tuberculocida máxima é variável em soluções com mais de 24 horas. A diluição dos desinfectantes iodóforos em água dura também pode causar uma rápida perda de atividade antimicrobiana; assim, a recomendação geral é utilizar água destilada para diluir os iodóforos e outros desinfectantes de base semelhante antes da sua utilização.

iv) Cloro - Agentes que contêm cloro:

O halogéneo cloro actua principalmente contra as formas microbianas por oxidação, sob a forma de ácido hipocloroso, no qual é rapidamente convertido pela água. Consequentemente, o cloro é mais ativo em soluções ácidas. Os compostos que contêm cloro aceites e de uso corrente são as soluções de hipocloreto e as preparações de dióxido de cloro. O hipocloreto de sódio diluído (1:10) em água demonstrou, na década de 1970, ser útil como desinfetante, especialmente em áreas de cuidados hospitalares de doentes considerados contaminados com vírus da hepatite. A utilização atualmente recomendada de uma diluição até 1:100 de hipocloreto de sódio para a descontaminação de superfícies foi reforçada de forma consistente nas directrizes de controlo de infecções do CDC.

V) Fenóis e derivados:

O antissético clássico para procedimentos cirúrgicos era o ácido carbólico, introduzido pela primeira vez nos hospitais pelo Dr. Joseph Lister na década de 1850. Esta solução fenólica era utilizada como um esterilizante de imersão de instrumentos cirúrgicos para todos os fins, anti-sético para a lavagem das mãos, limpador de feridas e antimicrobiano preparatório para locais de cirurgia. A eficácia generalizada destas técnicas na redução da incidência de infecções foi notável. Como resultado, Lister tem sido chamado o "Pai da Antissepsia" em muitos textos históricos.

Estes agentes actuam como venenos citoplasmáticos ao penetrarem e romperem as paredes das células microbianas, levando à desnaturação das proteínas intracelulares. A intensa capacidade de penetração dos fenóis é provavelmente o principal fator associado à sua atividade antimicrobiana. Infelizmente, podem ocorrer danos locais nos tecidos e possíveis complicações sistémicas. Assim, com exceção dos bisfenóis, a maioria dos derivados fenólicos são utilizados principalmente como desinfectantes.

vi) Fenóis complexos (sintéticos):

Em meados dos anos 80, uma nova classe de compostos fenólicos foi aprovada pela EPA como desinfectantes de superfície tuberculocidas. Estes contêm mais do que um agente fenólico. Atualmente, a maioria dos produtos contém dois, mas as formulações mais recentes podem ter três fenóis como compostos activos. Alguns produtos estão prontos a utilizar, enquanto outros têm de ser diluídos com água. Quando utilizados de acordo com as instruções do fabricante, os fenólicos complexos oferecem um amplo espetro antimicrobiano, incluindo atividade tuberculocida. Também servem como bons produtos de limpeza de superfícies e são eficazes na presença de detergentes. Infelizmente, as propriedades de penetração dos fenóis tendem a causar toxicidade epitelial nos tecidos expostos.

Nos últimos anos, foram desenvolvidos desinfectantes que contêm combinações de fenol numa base alcoólica.

Estes estão disponíveis comercialmente como preparações pré-misturadas para pulverização e são também aprovados pela EPA como desinfectantes tuberculocidas de nível intermédio. Devido à sua elevada concentração de álcool, a maior parte das formulações são apenas razoáveis a fracas na limpeza de superfícies, o passo pré-requisito antes da desinfeção de superfícies ambientais.

REFERÊNCIAS

1. S Anil, L P Samaranayake. *Controlo de Infecções na Prática Dentária.* 2nd ed. 1999.

2. R Ananthnarayan, Ckj Paniker - *Livro de Texto de Microbiologia.* 9th ed. A.P. Medical and Health Services; 2013.

3. Matlack RE. Esterilização de instrumentos em consultórios de ortodontia. Angle Orthod. 1979; 49:205-211.

4. Robert G Cash. Trends in sterilization and disinfection procedures in orthodontic offices (Tendências nos procedimentos de esterilização e desinfeção em consultórios ortodônticos). Am J Orthod & Dentofacial Orthop; 98:292-9.

5. Buckthal JE, Mayhew MJ, Kusy RP, Crawford JJ. Survey of sterilization and disinfection procedures (Estudo dos procedimentos de esterilização e desinfeção). J. Clin. Orthod. 1988; 22:22-8.

CAPÍTULO 8. TÉCNICA DE PROTECÇÃO DO PESSOAL E TÉCNICA DE BARREIRA

Autoimunização

Os profissionais de saúde estão em risco de exposição e possível transmissão de várias doenças evitáveis por vacinação, como o vírus da hepatite B (VHB), a gripe, a rubéola, o sarampo, etc., pelo que devem ser vacinados.

Controlo dos microrganismos

Uma abordagem eficaz para a prevenção de doenças consiste em reduzir o número de microrganismos potencialmente perigosos através das seguintes técnicas de barreira Lavagem das mãos. A pele alberga flora residente como Staphylococcus epidermidis, micrococos e difteróides. Além disso, os microrganismos patogénicos presentes no sangue, na saliva e na placa dentária podem contaminar as mãos do pessoal dos cuidados de saúde dentários. As unhas são áreas comuns de impactação de sangue e as provas sugerem fortemente que este sangue não é facilmente removido pelas técnicas de lavagem das mãos dos dentistas e pode permanecer impregnado sob as unhas durante 5 dias ou mais. Mesmo as mãos mais cuidadosamente lavadas não estarão totalmente isentas de flora bacteriana residente ou transitória. As unhas devem ser mantidas curtas e limpas. Os sabonetes que contêm gluconato de clorexidina, paraclorometaxilenol (PCMX) ou iodóforos são eficazes e normalmente não irritam a pele.

Luvas

A utilização de luvas não substitui a lavagem das mãos. As mãos devem ser lavadas antes de usar as luvas e depois de as retirar. As luvas destinam-se a uma única utilização. A reutilização de luvas aumenta os riscos de infeção para o pessoal dentário e para o doente. Se as luvas se rasgarem, cortarem ou perfurarem durante os procedimentos dentários, devem ser imediatamente substituídas. As luvas devem ser armazenadas num local fresco e escuro. Com base na sua composição, podem ser classificadas como luvas de látex e luvas sem látex. As luvas de látex são fabricadas a partir da seiva da árvore da borracha, que é tratada para dar o tipo de flexibilidade que é necessário durante o trabalho depois de as calçar. No entanto, foi demonstrado que as luvas de látex provocam reacções alérgicas na pele (dermatite alérgica), enquanto as luvas sem látex, por outro lado, não são alérgicas e são fabricadas a partir de borracha sintética ou vinil. Estima-se que cerca de 19.000 bactérias podem passar através de um único defeito numa luva em 20 minutos e o local de maior número de perfurações foi detectado nos polegares (ambas as mãos) e no dedo indicador esquerdo.

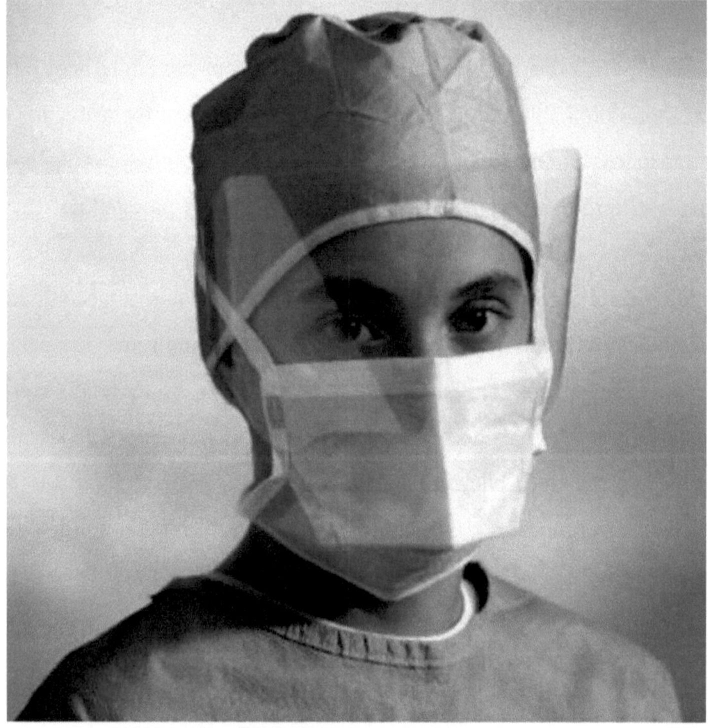

Figura 3- Proteção facial com máscara e touca

Máscaras

As máscaras protegem as membranas mucosas da boca e do nariz da contaminação direta dos aerossóis. As máscaras seleccionadas para utilização devem ter, pelo menos, uma eficiência de filtragem bacteriana de 95% para aerossóis de partículas pequenas (3-5 gm) e devem ser confortáveis e ajustar-se bem ao nariz. Recomenda-se que seja usada uma máscara nova para cada doente e que a máscara seja mudada por rotina, pelo menos uma vez por hora e mais frequentemente na presença de forte contaminação por aerossóis.

Óculos de proteção

Os óculos de proteção são indicados, não só para evitar lesões físicas, mas também para evitar infecções causadas por aerossóis. Os vírus herpes simplex e o staphylococcus aureus são particularmente preocupantes. Os óculos de proteção contaminados devem ser lavados cuidadosamente com água e sabão, bem enxaguados e esterilizados, se possível, ou desinfectados com um agente que não danifique os óculos. Os óculos descartáveis para o doente também devem ser considerados para proteção contra a queda acidental de instrumentos, salpicos de produtos químicos e qualquer outra lesão causada por objectos estranhos.

Vestuário de proteção

Deve ser usado vestuário de proteção, como batas reutilizáveis ou descartáveis, batas de laboratório ou uniformes, para evitar a contaminação por sangue ou outros fluidos corporais. O vestuário de proteção deve ser mudado pelo menos diariamente ou logo que fique visivelmente sujo. A perceção do doente relativamente aos procedimentos de controlo de infecções também difere no que diz respeito ao vestuário clínico da equipa de cuidados de saúde dentários. Os doentes devem ser cobertos com um campo esterilizado para evitar a contaminação do vestuário do doente com saliva, sangue e aerossóis.

Barreiras para remover aerossóis contaminados

Barreiras químicas

Foi demonstrado que o facto de o doente enxaguar a boca com água antes dos procedimentos cirúrgicos pode reduzir a contagem bacteriana nos aerossóis gerados em 75%. A escovagem dos dentes pode reduzir a contagem bacteriana nos aerossóis em 90% e a utilização de um elixir bucal pode reduzir a contagem bacteriana em 98%. Os enxaguamentos com gluconato de clorexidina (0,12%) têm um efeito de supressão prolongada dos microrganismos orais durante um período de 5 horas, em comparação com outros enxaguantes bucais com álcool ou água.

Barreira mecânica

A Norma Nacional Americana - Especificação n.º 47 da Associação Dentária Americana (21 de abril de 1984) refere que a água não deve recuar mais de 2,032 centímetros para dentro da peça de mão para minimizar a contaminação cruzada entre doentes. As válvulas anti-retração devem ser inseridas na mangueira de água. A lavagem da água através da peça de mão diminui a possibilidade de contaminação cruzada. A peça de mão deve ser autoclavável e desinfectada quimicamente.

Assepsia da superfície

Existem duas abordagens gerais para a assepsia de superfícies. Uma consiste em limpar e desinfetar as superfícies contaminadas e a outra consiste em evitar que a superfície fique contaminada em primeiro lugar através da utilização de coberturas de superfície. As superfícies que ficam contaminadas durante a prestação de cuidados a doentes, por contacto ou por aerossóis ou salpicos, e que estão envolvidas na prestação de cuidados ao doente seguinte, devem ser limpas e depois desinfectadas com um desinfetante, quer por pulverização quer por utilização de uma compressa saturada, antes da prestação de cuidados ao doente seguinte. As impressões, os moldes, as mordidas de registo, os aparelhos ortodônticos, os vários equipamentos/artigos circundantes, como a cadeira dentária, a mesa, os cabos de luz, a cuspideira, as seringas de três vias, etc., devem ser limpos e desinfectados. Os equipamentos e artigos são normalmente limpos com álcool isopropílico a 70%.

Há, pelo menos, três aspectos fundamentais a ter em conta na seleção de um desinfetante

- Deve ser um que tenha sido registado na agência de proteção ambiental (EPA)
- o produto deve ser indicado para utilização como desinfetante de superfícies em instalações de cuidados de saúde
- o produto selecionado deve ser rotulado como sendo tuberculocida. Muitas superfícies operatórias, por exemplo, manípulos de luzes, interruptores de cadeiras,

apoios de cabeça, mangueiras de peças de mão, controlos de unidades, mesas de suportes/instrumentos, hastes de peças de mão, controlos de seringas de ar-água, ficam contaminadas durante a prestação de cuidados aos doentes por aerossóis dentários, salpicos de saliva ou dedos contaminados e são difíceis ou impossíveis de limpar ou desinfetar. Se estas superfícies não forem protegidas durante o tratamento ou desinfectadas após o tratamento, podem servir de fontes de contaminação cruzada para o doente seguinte. Deve ser utilizada uma cobertura eficaz e impermeável à água, como papel impermeável, folha de alumínio ou coberturas de plástico. Uma das melhores formas de evitar a contaminação cruzada entre pacientes é utilizar artigos descartáveis, como luvas, máscaras, batas, coberturas de superfície, pontas de ejectores de saliva, pontas de seringas de ar-água, pontas de evacuadores de grande volume, alguns instrumentos, algumas brocas, moldeiras, moldeiras de gel de flúor, recipientes para objectos cortantes e sacos de risco biológico. Os lápis de marcação ortodônticos convencionais não podem ser autoclavados. Embeber ou pulverizar as pontas dos lápis com desinfectantes pode ser mais eficaz do que limpar.

Assepsia da linha de água

Os sistemas de abastecimento de água das unidades dentárias (DUWS) estão contaminados com microrganismos sob a forma de um revestimento de biofilme no interior da linha de água nas suas áreas de estagnação devido à retração da água quando se cria uma pressão negativa ao desligar o sistema, contaminando assim a água que entra através das peças de mão e das seringas de ar-água. Por isso, todos os DUWS modernos devem estar equipados com válvulas anti-retração. A lavagem da água através das linhas de água da unidade dentária durante 20 segundos pode reduzir temporariamente a concentração de micróbios na água. Algumas unidades podem ser periodicamente lavadas com um desinfetante (por exemplo, solução de hipoclorito) para reduzir o número de micróbios na água efluente. Pode ser colocado um filtro bacteriano na linha de água da peça de mão e nas mangueiras da seringa de ar-água. Foi introduzido no mercado um novo sistema independente de fornecimento de água esterilizável por calor (AquaSept) que elimina a possibilidade de contaminação do DUWS. A esterilização a quente de todos os componentes do sistema entre doentes evita a formação de biofilme e mata os agentes patogénicos passivamente retraídos.

REFERÊNCIAS

1. Bhatnagar S, Bagga DK, Sharma P, Kumar P, Sharma R. Estratégia de controlo de infecções no consultório de ortodontia. EJGD 2013; 2:1-7.

2. Cottone JA, Terezhalmy GT, Molinari JA. *Controlo prático de infecções em medicina dentária.* 2nd ed. Baltimore. Williams and Wilkins; 1996.

3. S Anil, L P Samaranayake. *Controlo de Infecções na Prática Dentária.* 2nd ed. 1999.

4. Miller CH, Paelnik CJ. *Controlo de infecções e gestão de materiais perigosos para a equipa de medicina dentária.* 3rd ed. CV Mosby Co; 2005.

5. Allen AL, Organ RJ. Occult blood accumulation under the Fingernails. Um mecanismo para a propagação de infecções transmitidas pelo sangue. J Am Dent Assoc. 1982; 105:455-9.

6. Gonzalez E, Naleway C. Avaliação da eficácia da utilização de luvas como técnica de barreira no consultório dentário. J Am Dent Assoc. 1988; 117:467-69.

7. Gobetti JB, Cerminaro M, Shipman C Jr. Hand asepsis: the efficacy of different soaps in the removal of bacteria from sterile, gloved hands. J Am Dent Assoc. 1986; 113:291-2.

8. Conselho de Assuntos Científicos da ADA. Luvas de exame de látex não estéreis. J Am Dent Assoc. 2002; 133:225-7.

9. Burke FJ, Lewis HG, Wilson NH. The incidence of puncture in gloves used during orthodontic clinical practice (A incidência de perfurações em luvas usadas durante a prática clínica ortodôntica). Am J Orthod Dentofacial Orthop. 1991; 99:477-81.

10. Porteous NB, Redding SW, Thompson EH, Grooters AM, De Hoog S, Sutton DA. Isolamento de um fungo invulgar em linhas de água de unidades dentárias tratadas. J Am Dent Assoc. 2003; 134:853-8.

CAPÍTULO 9. ESTERILIZAÇÃO DE INSTRUMENTOS ORTODÔNTICOS

Uma área planeada e designada dentro do ambiente clínico facilitaria um protocolo de esterilização sequenciado e programado, onde áreas de desinfeção e armazenamento pré-alocadas demarcariam e separariam os instrumentos contaminados dos esterilizados e prontos a usar. Além disso, é de salientar que a utilização de água para enxaguar os instrumentos, quando necessário, deve ser efectuada a partir de fontes isentas de contaminantes e da mais elevada qualidade filtrada. Os protocolos de secagem que envolvam ar comprimido devem ser provenientes de fontes isentas de óleo. Os seguintes equipamentos são considerados requisitos essenciais para a implementação e manutenção de normas eficazes de controlo de infecções no seu consultório de ortodontia

1. Unidade de limpeza ultra-sónica (para protocolos de desbridamento e pré-limpeza)
2. Esterilizador autoclave de secretária
3. Esterilizador de calor seco
4. Armário de ultravioletas
5. Imersão química ou esterilização a frio
6. Esterilização de esferas de vidro

Unidade ultra-sónica

As unidades de ultra-sons são os protocolos actuais para a pré-limpeza de instrumentos manuais. Permitem contornar o desbridamento em água corrente através da pré-limpeza direta em recipientes e cassetes especialmente concebidos para o efeito. Recomenda-se a utilização de soluções com composições anti-ferrugem e à base de enzimas para a decomposição de contaminantes e partículas. Os ciclos de pré-limpeza têm uma duração de 5 a 15 minutos, consoante a carga do instrumento. É crucial que quaisquer vestígios de humidade residual sejam eliminados através de medidas de secagem adequadas (ar comprimido) após a fase de pré-limpeza. A presença de humidade entre as juntas e as pontas dos alicates aumenta a tendência corrosiva dos instrumentos.

Esterilizador autoclave de secretária

É o padrão de ouro para uma esterilização eficaz. Os instrumentos são submetidos a vapor sob pressão (15psi) a uma temperatura de 121^0 C a 134^0 C (250 F-273^{00} F). O método convencional envolve um tempo de espera de 15 minutos para 121^0 C. O ciclo rápido envolve 134^0 C durante 3 minutos. É necessário um período de arrefecimento de 40 minutos a 1 hora para os ciclos rápido e convencional. Estudos comparativos sobre vários protocolos de esterilização registaram a ocorrência de alterações corrosivas com ciclos repetidos. A presença de vapor de água tem sido considerada prejudicial para os alicates ortodônticos.

Esterilizador por calor seco

É o meio de esterilização mais adequado para as necessidades ortodônticas devido à ausência de humidade. Provoca a destruição oxidativa do protoplasma bacteriano a uma temperatura de 160^0 C (320^0 F) durante 2 horas para obter uma esterilização completa. Secagem rápida - A esterilização por calor envolve ciclos a temperaturas de 190^0 C (375^0 C) durante 6 a 12 minutos. Os instrumentos devem estar secos antes da esterilização, uma vez que a presença de água interfere com o processo. A ausência de humidade contribui para a longevidade dos alicates ortodônticos e das superfícies de corte, tornando-os vantajosos em relação a outros protocolos de esterilização.

U. Gabinete V

Após a esterilização com qualquer um dos métodos acima mencionados, os instrumentos devem ser mantidos no interior do armário ultravioleta para que a esterilização dos instrumentos se mantenha durante mais tempo sem qualquer contaminação. A radiação UV é um espaço fechado para a desinfeção de instrumentos dentários e alicates ortodônticos com 6 exposições de 5 minutos de duração, de acordo com as instruções do fabricante. O comprimento de onda ótimo para a radiação UV é de 260 nm durante o pico de emissão. A gama de 254 nm é adequada para uma esterilização adequada.

Imersão química ou esterilização a frio

Recomendado apenas para instrumentos não cirúrgicos sensíveis ao calor e impressões em alginato. O glutaraldeído ácido a 2% (Banicide) e o dióxido de cloro são esterilizantes normalmente utilizados e aprovados pela ADA. O tempo de esterilização com glutaraldeído ácido a 2% é de 10 horas sem diluição e com dióxido de cloro é de 6 horas. Estudos comparativos indicaram que a esterilização a frio predispõe a um tipo de corrosão por picadas que compromete a integridade do instrumento.

Esterilização de esferas de vidro

É utilizado principalmente para esterilizar as bandas ortodônticas e as pontas dos alicates. Utilizam pequenas esferas de vidro com 1,2 a 1,5 mm de diâmetro. O intervalo de aquecimento é de 424^0 F a 450^0 F durante 3-5 segundos, mas não excedendo 482^0 F. Um protocolo que envolveu a esterilização de bandas molares registou a eficácia dos esporos a 226^0 C após 45 segundos para uma única banda. Quanto maior for o instrumento, maior será o tempo de aquecimento necessário. Embora tenha sido salientada a possibilidade de esterilizar 1-2 alicates ortodônticos em 30 segundos, com ênfase no posicionamento correto para uma eficácia máxima. Estas recomendações são prejudiciais, uma vez que os instrumentos são expostos a intervalos de temperatura mais elevados, contrariando a maioria dos avisos dos fabricantes. A lista sugerida é recomendada para todos os protocolos de esterilização primária de instrumentos. O protocolo secundário que envolve desinfectantes químicos, bem como toalhetes à base de álcool, é recomendado apenas para instrumentos e materiais que não entrem em contacto direto com o doente e em que não haja riscos de contaminação cruzada.

Alicates ortodônticos Esterilização

Os protocolos de esterilização utilizados para alicates ortodônticos têm sido relatados como afectando as características físicas e mecânicas. A seguir são enumeradas as recomendações actuais, tendo em conta a eficácia contra os organismos e a longevidade do instrumento.

Directrizes para a esterilização de alicates ortodônticos

1. Ciclo de ultra-sons durante 5 a 12 minutos, dependendo da capacidade da unidade.

2. Enxaguamento com água destilada.

3. Remover o excesso de humidade através da secagem com ar comprimido.

4. Lubrificação das juntas do alicate e das superfícies de corte com lubrificantes à base de silicone.

5. Protocolo de esterilização utilizando um esterilizador de calor seco a 190^0 C (375^0 F) durante 6 a 12 minutos com a colocação de alicates numa condição aberta.6.

6. Armazenamento.

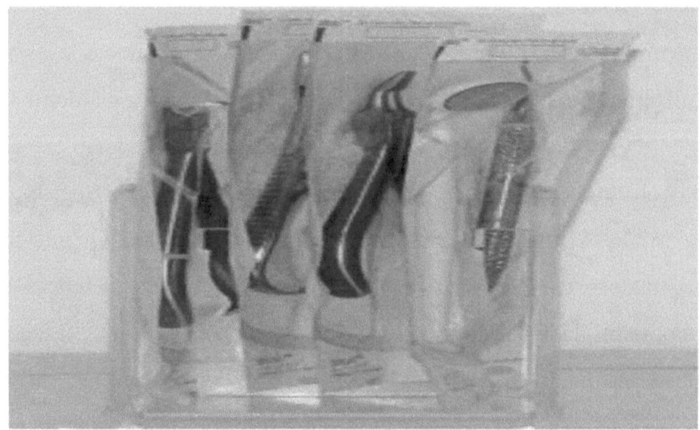

FIGURA 4- Alicates ortodônticos embalados e esterilizados

Recomenda-se um enxaguamento final com água destilada após qualquer protocolo de pré-limpeza para compensar as impurezas presentes na água da torneira, bem como a possibilidade de desequilíbrios iónicos presentes com soluções de limpeza automatizadas. Além disso, podem ser utilizados sprays lubrificantes à base de silicone para alicates antes do processo de aquecimento a seco e também depois, se o instrumento for armazenado. Os lubrificantes à base de óleo não são recomendados, pois tendem a entupir os alicates.

A esterilização em autoclave só é recomendada se não estiver disponível um esterilizador por calor seco e apenas como uma opção secundária à esterilização por calor seco. Recomenda-se um ciclo mais curto a 134^0 durante 3 minutos devido à natureza prejudicial do processo para os instrumentos. Os instrumentos devem ser embalados antes do processo, depois de se assegurar a ausência total de humidade no instrumento.

Proteção contra priões - Protocolo de esterilização para alicates ortodônticos

Os priões são um grupo extremamente estável de agentes infecciosos que são resistentes aos protocolos de esterilização convencionais. São compostos principalmente por proteínas e supõe-se que infectem e se propaguem através do redobramento anormal de uma estrutura. Isto converte as moléculas normais da proteína numa forma anormalmente estruturada. Esta estrutura alterada é extremamente estável, tornando-a resistente à destruição por agentes químicos e físicos convencionalmente utilizados.

Para a eliminação do prião, as recomendações têm defendido ciclos de autoclave a 121^0 durante 60 minutos ou 134^0 durante pelo menos 18 minutos ou ciclos combinados envolvendo esterilização por ar quente seguida de autoclave para melhorar a margem de segurança. Os efeitos de tais protocolos extremos de esterilização por priões em alicates ortodônticos foram avaliados recentemente, tendo os alicates de ligaduras sido esterilizados através de um protocolo que envolvia desinfeção seguida de desinfeção com água, secagem com ar quente e, finalmente, autoclavagem a 134^0 durante 20 minutos, seguida de um período de arrefecimento de 1 hora. O estudo observou que as alterações de superfície ocorreram desde o primeiro ciclo, com um embotamento das arestas de corte e uma consequente diminuição da sua eficiência de corte.

Bandas molares

As bandas molares são um dos materiais mais negligenciados no arsenal ortodôntico. A esterilização de bandas pré-formadas experimentadas tem recebido atenção ultimamente e numerosos protocolos são abundantes na literatura ortodôntica.

Directrizes para a esterilização de bandas ortodônticas

1. Ciclo de ultra-sons durante 5 minutos, consoante a capacidade do aparelho.

2. Enxaguamento com água destilada

3. Remover o excesso de humidade através da secagem com ar comprimido (isento de

óleo).

4. Protocolo de esterilização utilizando um esterilizador de calor seco a 190^0 C durante 6 minutos.

5. Armazenamento.

Uma recomendação para as bandas experimentadas é processá-las através de um ciclo de ultra-sons e armazená-las em recipientes separados se não puderem ser esterilizadas imediatamente. Além disso, ao esterilizar estas ligaduras, é importante garantir que são processadas separadamente das ligaduras recebidas.

A esterilização em autoclave de bandas pré-formadas para molares também pode ser realizada como alternativa à esterilização por calor seco, uma vez que a superfície lisa da banda não deixa qualquer margem para a retenção de humidade; e, adicionalmente, porque podem ser embrulhadas e marcadas se tanto as bandas recebidas como as experimentadas tiverem de ser esterilizadas no mesmo ciclo de esterilização. Não se recomenda a esterilização em autoclave de cintas pré-formadas com componentes soldados.

Recomenda-se que os protocolos de imersão química sejam limitados a bandas sem acessórios pré-soldados, se as condições exigirem a sua utilização. A duração mais longa necessária, bem como a falta de qualquer indicador da sua eficácia, torna-a uma escolha menos que secundária para a esterilização.

Ligaduras e correntes elastoméricas

Directrizes actuais para cadeias elastoméricas e ligaduras elastoméricas.

1. As ligaduras elastoméricas e elastoméricas não são adequadas para a desinfeção química, uma vez que se sabe que alteram as características físicas. Os toalhetes com álcool não são uma alternativa, uma vez que não são eficazes na presença de proteínas dos tecidos.

2. Atualmente, as embalagens individuais para cada doente são a melhor garantia contra os riscos de contaminação cruzada e, quando tal não é possível, como no caso das bobinas de cadeia eletrónica, é preferível cortar um pouco mais do que o necessário

e deitar fora o resto.

Impressão de alginato e aparelhos ortodônticos

As soluções de desinfeção comuns que são utilizadas para materiais de alginato incluem hipoclorito de sódio a 1%, dicloroisocianurato de sódio e glutaraldeído a 2%. As recomendações actuais envolvem a imersão de moldes de alginato durante um período não superior a 10 minutos em soluções de desinfeção, uma vez que foram observadas alterações nas características da superfície com imersões prolongadas.

Directrizes para a esterilização de moldes de alginato:-

1. Após a remoção, enxaguar abundantemente com água corrente.

2. Imergir a impressão em desinfetante durante 10 minutos. Os aerossóis de pulverização não são recomendados devido à sua irregularidade e ao risco adicional de inalação.

3. Enxaguar novamente em água corrente.

4. Pronto para o processamento do modelo.

De seguida, a impressão pode ser processada para o fabrico de modelos. Adicionalmente, esta recomendação também é adequada para aparelhos ortodônticos. Se houver uma recomendação ortodôntica para esta forma de esterilização, então será para desinfetar moldes de alginato com a precaução de que o tempo de imersão seja limitado a 10 minutos para preservar a integridade dimensional e da superfície. Estudos indicam que a combinação destes agentes com materiais de moldagem em alginato, permitindo um pH baixo, tem uma atividade anti-viral contra o vírus do herpes simplex que, adicionalmente, liberta óxido nítrico, um agente antimicrobiano de largo espetro.

Desinfeção de brackets ortodônticos

A clorexidina é um desinfetante adequado para ser utilizado em brackets metálicos ou cerâmicos. Num estudo que avaliou o efeito da solução de clorexidina a 0,01% em brackets metálicos e cerâmicos, verificou-se que a clorexidina não tem um efeito significativo na capacidade de adesão dos brackets metálicos. Por outro lado, a capacidade de adesão dos brackets cerâmicos é significativamente afetada por esta solução desinfetante, mas o efeito clínico não atinge níveis inferiores a 6-8 Mpa.

Esterilização de fios ortodônticos

Os estudos sobre o efeito da esterilização nos fios ortodônticos estão em curso desde a década de 1980. Os resultados são contraditórios entre si. Alguns estudos relatam alterações mecânicas, enquanto outros defendem o contrário. Pernier et al. observaram a esterilização de 6 diferentes arcos ortodônticos, autoclavando-os por 18 minutos a 134°C, através de técnicas de análise de superfície. Não foram observadas alterações significativas nas características superficiais das ligas que pudessem afetar sua utilização.

Contaminação bacteriana e desinfeção de aparelhos removíveis em acrílico

Quando se usam aparelhos removíveis, há uma formação excessiva de uma camada de biofilme que se observa nas áreas retentivas dos ganchos e molas, e nas superfícies lisas de acrílico do aparelho. Estudos demonstraram que os níveis de Lactobacillus e Streptococcus mutans estão aumentados dentro do biofilme dentário, como resultado da alteração da microflora oral durante a terapia ortodôntica com aparelhos removíveis activos. As escovas de dentes não foram suficientemente eficientes para remover os microrganismos nas áreas retentivas dos aparelhos. Por isso, recomenda-se o uso de agentes antimicrobianos para eliminar o biofilme bacteriano. Os métodos de desinfeção dos aparelhos ortodônticos acrílicos devem inativar imediatamente os microrganismos patogénicos, sem danificar a composição do aparelho. A imersão do aparelho numa solução química pode causar a decomposição das moléculas de resina acrílica. No estudo de Lessa et al., o gluconato de clorexidina, a cloridina de cetilpiridínio e a água esterilizada foram comparados em termos da sua ação eliminadora sobre o Streptococcus mutans. Foram utilizadas soluções antimicrobianas em forma de spray, que foram examinadas para determinar se causavam ou não alterações na composição do acrílico. Os resultados deste estudo sugerem que ambos os agentes antimicrobianos mencionados anteriormente reduziram a contaminação em comparação com a água esterilizada, mas o gluconato de clorexidina foi considerado significativamente mais eficaz do que a cloridina de cetilpiridínio.

REFERÊNCIAS

1. Matlack RE. Esterilização de instrumentos em consultórios de ortodontia. Angle Orthod. 1979; 49:205-211.

2. Hohlt W, Miller C, Need J, Sheidrake M. Sterilisation of orthodontic instruments and band in cassettes (Esterilização de instrumentos ortodônticos e bandas em cassetes). Am J Orthod & Dentofacial Orthop. 1990; 98(5):411-416.

3. Malcolm Jones, Kevin Pizarro, Romola Blunden. O efeito da autoclavagem a vapor de rotina em alicates ortodônticos. Eur J Orthod. 1993:15(4):281-290.

4. Mazzsocchi AR, Paganelli C, Morandini C. Efeito de 3 tipos de esterilização em alicates ortodônticos. J. Clin. Orthod. 1994; Vol XXVIII: 644-647.

5. Carco G. Comparação de 3 esterilizadores por convecção de calor seco. J. Clin Orthod. 1993; Vol. XXVII: 259-263.

6. Wichelhaus A, Brauchle G, Mertmann M, Sander FG. Corrosão de alicates ortodônticos usando diferentes procedimentos de esterilização. J Orofac Orthop. 2004; 65(6):501-11.

7. Gerald E. Smith D.D.S, M.S.D. Esterilização de bandas ortodônticas com esferas de vidro. J Orthod & Dentofacial Orthop. 1986; 90(3):243-249.

8. Benson PE, Douglas CWI. Descontaminação de bandas ortodônticas após determinação do tamanho e limpeza. J of Orthod. 2007; 34(1):18-24.

9. Mayberry DR, Allen J, Close Kinney DA. Efeitos dos procedimentos de desinfeção em ligaduras elastoméricas. J. Clin Orthod. 1996; 3:49-51.

10. Jeffries CL. Von Fraunhofer JA. Os efeitos da solução alcalina de glutaraldeído a 2% nas propriedades elásticas da cadeia elastomérica. Angle Orthod. 1991; 61:25-30.

CAPÍTULO 10. EFEITO DA RECICLAGEM EM ARCOS E BRAÇADEIRAS

Os fios ortodônticos, que geram forças biomecânicas comunicadas através dos brackets para a movimentação dentária, são fundamentais para a prática da profissão. Os fios ortodônticos fabricados a partir de diferentes ligas oferecem sequências alternativas de utilização do fio durante todas as fases do tratamento. A topografia da superfície de um fio ortodôntico é uma propriedade funcional essencial, conhecida por influenciar as características mecânicas, o resultado estético, o comportamento de corrosão e a biocompatibilidade do dispositivo. A estrutura da superfície resultante depende da liga utilizada, do complexo processo de fabrico e do tratamento de acabamento da superfície.

O fio de aço inoxidável (SS) é um dos materiais mais utilizados em ortodontia. No entanto, o fio de níquel-titânio (NiTi) e o beta-titânio (0-Ti) estão a tornar-se cada vez mais populares. O fio NiTi tem propriedades superelásticas (SE) e de memória de forma, enquanto o 0-Ti produz forças mais suaves por unidade de desativação e tem substancialmente mais alcance e maior retorno elástico.

As ligas ortodônticas na boca estão em contacto com uma variedade de substâncias que impõem efeitos potentes sobre o seu estado reativo e integridade superficial, como a saliva que pode conter ácidos resultantes da degradação e decomposição dos alimentos, factores ambientais e flora oral e seus subprodutos.

A reciclagem envolve a exposição repetida do fio durante várias semanas ou meses a tensões mecânicas e a elementos do ambiente oral, bem como a esterilização. Os efeitos combinados da utilização clínica repetida e da esterilização podem sujeitar o fio à corrosão e ao trabalho a frio, com a consequente alteração das suas propriedades. A rugosidade da superfície pode modificar o coeficiente de atrito. Em ortodontia, interfere com o deslizamento correto do bracket ao longo do fio. Portanto, um passo crítico na avaliação do desempenho do fio é a análise da rugosidade superficial dos diferentes fios ortodônticos disponíveis no mercado.

De acordo com um estudo efectuado por Isac J et al, foi demonstrado que a rugosidade da superfície dos fios SS aumentou significativamente após a utilização clínica, enquanto os fios de nitinol apresentaram uma diminuição da rugosidade após a utilização clínica. Também a esterilização em autoclave não afectou consideravelmente as características da superfície de qualquer fio.

Foi demonstrado num estudo de Pernier et al. que 12% dos fios ortodônticos não utilizados não são estéreis e produzem colónias de bactérias numa cultura. Por isso, as instruções nas embalagens geralmente recomendam a esterilização antes do uso. Os seus resultados mostraram que a esterilização em autoclave não tem efeitos adversos nos parâmetros de superfície ou nas propriedades mecânicas seleccionadas e apoiaram a possibilidade de os profissionais esterilizarem sistematicamente os fios antes de os colocarem no ambiente oral.

Alguns estudos anteriores avaliaram o efeito da esterilização em fios com várias combinações de ligas (β-Ti, NiTi, SS) com resultados contraditórios em relação aos fios β-Ti. Para além disso, após a expiração da patente dos fios β-Ti pela Ormco (Glendora, Califórnia, EUA), vários fabricantes produzem estes fios com diferentes composições e métodos de processamento, o que resulta em diferentes propriedades mecânicas e diferentes efeitos resultantes dos processos de esterilização. Mas parece que a esterilização por calor seco aumenta a rigidez do RES, BETA, CNA e HONE, mas a esterilização em autoclave não teve qualquer efeito nas características de carga-deflexão da maioria dos fios de β-titânio testados, indicando que os clínicos que pretendem proporcionar a máxima segurança aos seus pacientes podem autoclavar o TMAL, RES e CNA antes de os aplicar.

Mayhew e Kusy determinaram a resistência à tração dos fios de níquel-titânio após esterilização por três métodos: calor seco, autoclavagem e vapor químico. Após três ciclos, nenhum dos métodos de esterilização parece ter alterado a resistência à tração dos fios de níquel-titânio. Buckthal e Kusy também investigaram o efeito das soluções de esterilização a frio nos fios de níquel titânio. Mais uma vez, não encontraram alterações nas propriedades físicas dos fios após três ciclos de esterilização.

Um estudo anterior realizado por Staggers JA sugeriu que os ortodontistas que optam por reciclar os fios de níquel-titânio ou de beta-titânio não precisam de se preocupar com a redução da resistência à tração final dos fios através de procedimentos de esterilização.

A utilização de brackets ortodônticos recondicionados por motivos económicos continua a ser uma prática clínica controversa. É necessário que o clínico se certifique de que não existem riscos de infeção entre pacientes e que o processo de recondicionamento não afecta negativamente o desempenho do bracket. No passado, muitos estudos relataram alterações muito pequenas ou insignificantes nas dimensões do slot e nas propriedades físicas do braquete após o recondicionamento. Contrariamente a este facto, muitos estudos mostraram alterações significativas nas dimensões da ranhura. Foi demonstrado num estudo efectuado por Kumar S et al. que a reciclagem deve ser limitada a um único ciclo, uma vez que foram observadas alterações clinicamente relevantes nas dimensões do bracket após o segundo e terceiro ciclos. O efeito da espessura da base do braquete e da área de superfície da base do braquete, consequentemente, também afecta a durabilidade da superfície e a força de ligação do braquete. Na prática clínica, a reciclagem repetida não é aconselhável, uma vez que isso produzirá uma folga excessiva entre o fio do arco e o slot do braquete.

Reddy YN at el. relatou uma diminuição do diâmetro dos fios de malha em suportes com malha

como resultado do processo de recondicionamento descrito. A resistência à tração e ao corte dos novos suportes de ligação direta é superior à dos mesmos suportes após o recondicionamento. Mas a redução do diâmetro dos fios da malha, como resultado do processo de recondicionamento, não se correlaciona com a alteração da resistência da ligação entre as ligações inicial e reciclada. Também se pode concluir que a resistência de união dos braquetes recondicionados será suficientemente adequada para resistir à magnitude das forças geradas na boca, durante toda a duração do tratamento ortodôntico, para que os resultados do tratamento sejam bem-sucedidos.

REFERÊNCIAS

1. Isac J, Chandrashekar Bs, Mahendra S, Mahesh CM, Shetty BM, Arun AV. Efeitos do uso clínico e esterilização na topografia e rugosidade da superfície de três tipos de fios ortodônticos comumente usados. Indian J of Dent Res. 2015; 26(4):378-383.

2. Alavi S, Sinaee N. Efeito do calor seco e da esterilização a vapor nas características de carga-deflexão de fios de beta-titânio: Um estudo in vitro. Dent Res J. 2012; 9(5): 5418.

3. Kapila S, Reichhold GW, Anderson RS, Watanabe LG. Efeitos da reciclagem clínica nas propriedades mecânicas dos fios de liga de níquel-titânio. Am J Orthod Dentofac Orthop. 1991; 100:428-35.

4. Staggers JA, Margeson D. Os efeitos da esterilização na resistência à tração dos fios ortodônticos. Angle Orthod. 1992; 63(2):141-144.

5. Sanjay K, Shetty VS, Mogra S. Effect tof different reconditioning methods on slot dimensions, bracket base thickness and base surface area on stainless steel brackets: Um estudo in vitro. J Indian Orthod Soc. 2014; 48(4):393-400.

6. Reddy YN, Varma PK, Kumar AG, Kumar AV, Shetty SV. Efeito da reciclagem térmica de brackets metálicos na resistência ao cisalhamento e à tração. J Contem Dent Pract. 2011; 12(4):287-294.

7. Pernier C, Grosgogeat B, Ponsonnet L, Benay G, Lissac M. Influência da esterilização em autoclave nos parâmetros de superfície e nas propriedades mecânicas de seis fios ortodônticos. Eur J Orthod. 2005; 27:72-81.

8. Mayhew, MJ e Kusy, RP. Efeitos da esterilização nas propriedades mecânicas e na topografia da superfície dos fios de níquel-titânio. Am J Orthod Dentofac Orthop. 1988; 93:232-236.

9. Buckthal JE, Kusy RP. Efeitos dos desinfectantes a frio nas propriedades mecânicas e na topografia da superfície dos fios de níquel-titânio. Am J Orthod Dentofacial Orthop. 1988; 94:117-22.

10. Payne GS. Esterilização e desinfeção no consultório de ortodontia: Uma abordagem prática. Am J Orthod Dentofacial Orthop. 1986; 90:250-2.

CAPÍTULO 11. ASSEPSIA DAS SUPERFÍCIES

Dois tipos de superfícies ambientais dentárias estão relacionados com a propagação da doença:

1. Superfícies de contacto clínico

2. Superfícies de limpeza

As superfícies de contacto clínico são superfícies que podem ser tocadas frequentemente com as mãos enluvadas durante a prestação de cuidados aos doentes ou que podem ficar contaminadas com sangue, saliva ou outro material potencialmente infecioso e, subsequentemente, entrar em contacto com instrumentos, dispositivos, mãos ou luvas (por exemplo, apoio de cabeça da cadeira, botões de controlo da cadeira, manípulos de luz, interrutor de luz, etc.).

As superfícies de limpeza são superfícies que não entram em contacto com as mãos ou com os dispositivos utilizados nos procedimentos dentários (por exemplo, chão, paredes e lavatórios). Estas superfícies podem ser tratadas no final do dia.

Existem duas abordagens gerais para a assepsia de superfícies:

1. Um deles é evitar que a superfície ou o objeto seja contaminado através da utilização de uma cobertura de superfície

2. E a outra consiste em limpar e desinfetar previamente a superfície após a contaminação e antes da reutilização.

Capas de superfície

A melhor forma de gerir a assepsia das superfícies do ponto de vista do controlo de infecções é evitar a contaminação da superfície, para que não tenha de ser previamente limpa e desinfectada antes de ser reutilizada.

Tipos de coberturas de superfície

A contaminação pode ser evitada através da colocação correcta de um revestimento de superfície antes de existir uma oportunidade de contaminação. As coberturas de superfície devem ser impermeáveis aos fluidos para impedir que os microrganismos presentes na saliva, no sangue ou noutros líquidos entrem em contacto com a superfície. Exemplos de materiais apropriados para coberturas de superfícies incluem película de plástico transparente, sacos ou tubos e papel com suporte de plástico.

Utilização de coberturas de superfície-

Para evitar a contaminação das superfícies

Procedimentos passo a passo

1. Aplicar coberturas de superfície adequadas antes de as superfícies terem hipótese de ficar contaminadas com material do doente.

2. Se as superfícies a cobrir tiverem sido contaminadas anteriormente com materiais do doente, limpar e desinfetar previamente a superfície e, em seguida, retirar as luvas e lavar as mãos antes de aplicar as coberturas de superfície.

3. Colocar cada cobertura de superfície de modo a proteger toda a superfície e a não se soltar quando a superfície é tocada.

4. Usar luvas durante a remoção da cobertura da superfície após a conclusão dos cuidados aos doentes ou de outras actividades.

5. Retirar cuidadosamente cada tampa sem tocar na superfície subjacente.

6. Se uma superfície for tocada durante a remoção da cobertura, limpar e desinfetar previamente a superfície.

7. Deitar as tampas usadas no lixo comum, a não ser que a legislação local considere estes artigos como resíduos regulamentados; nesse caso, eliminá-los conforme indicado pela legislação.

8. Retirar e deitar fora as luvas contaminadas, lavar as mãos e aplicar coberturas de superfície novas para cuidar do doente seguinte.

Os sacos de plástico transparentes estão disponíveis em vários tamanhos e são fáceis de utilizar. Por exemplo, se uma cadeira tiver botões de controlo na parte lateral, pode utilizar-se um saco para cobrir o apoio para a cabeça e os botões. O saco envolvente das cadeiras laterais utilizadas pela equipa dentária pode ser tocado durante os cuidados ao doente e pode ser coberto com um saco de plástico grande. As pegas e os interruptores das luzes são normalmente tocados durante os cuidados prestados aos doentes e podem ser cobertos com película de plástico ou sacos, dependendo da sua forma. Cobrir a pega da seringa de ar/água com película de plástico para evitar a contaminação é melhor do que tentar efetuar uma limpeza prévia ou uma desinfeção adequada à volta dos botões que tendem a reter os resíduos.

Pré-limpeza e desinfeção

A pré-limpeza e a desinfeção são mais adequadas para superfícies não eléctricas, lisas e de fácil acesso, para facilitar um bom contacto com os produtos químicos descontaminantes.

Pré-limpeza (Pré-desinfeção)

As superfícies a desinfetar devem ser previamente limpas. A limpeza prévia reduz o número de microrganismos contaminantes e o sangue ou saliva presentes e facilita a ação do produto químico desinfetante.

Durante o processo de pré-limpeza, pode utilizar-se água e sabão normais, mas a utilização de um produto de limpeza/desinfeção de superfícies que contenha detergentes é a melhor opção para a fase de pré-limpeza e desinfeção. O detergente inicia o processo de destruição durante a fase de limpeza e reduz as hipóteses de propagação da contaminação às superfícies adjacentes. O detergente também proporciona maior proteção à pessoa que limpa a superfície. Os detergentes desinfectantes à base de água solubilizam materiais orgânicos como o sangue e a saliva e facilitam a sua remoção. Todas estas operações devem ser efectuadas com luvas, óculos de proteção e vestuário de proteção.

Desinfeção

O procedimento de desinfeção destina-se a matar os microrganismos produtores de doenças que permanecem na superfície após a limpeza prévia. Deve-se pulverizar o desinfetante sobre a superfície previamente limpa e deixá-la húmida durante o tempo mais longo indicado no nível de desinfetante (normalmente 10 minutos).

Características dos desinfectantes

Os produtos químicos antimicrobianos existem em 4 tipos gerais:

1. Antibióticos

2. Anti-sépticos

3. Desinfectantes

4. Esterilizantes

O centro de controlo ou prevenção de doenças categorizou os desinfectantes com base no seu espetro de atividade microbiana, como se mostra no quadro

Categoria	Definição	Exemplos	Utilização
Esterilizante	Destrói todos os microorganismos, incluindo um elevado número de esporos bacterianos	Peróxido de hidrogénio de glutaraldeído, peróxido de hidrogénio com ácido peracético	Artigos reutilizáveis sensíveis ao calor; apenas por imersão
Desinfetante de alto nível	Destruir todos os microrganismos, mas não necessariamente os esporos bacterianos	Glutaraldeído, fenato de glutaraldeído, peróxido de hidrogénio, peróxido de hidrogénio com ácido peracético, ortoftalaldeído	Artigos reutilizáveis sensíveis ao calor; apenas por imersão
Intermediário nível desinfetante	Destrói bactérias vegetativas, a maioria dos fungos e a maioria dos vírus; inativa o Mycobacterium tuberculosis	Desinfetante hospitalar registado na EPA com alegação no rótulo de atividade tuberculocida (por exemplo, produtos à base de cloro, fenólicos, iodóforos, compostos de	Superfícies de contacto clínico; superfícies não críticas com sangue visível

		amónio quaternário com álcool, brometos)	
Desinfetante de baixo nível	Destrói bactérias vegetativas, alguns fungos e alguns vírus; não inativa o Mycobacterium tuberculosis var bovis	Desinfetante hospitalar registado na EPA sem alegação no rótulo de atividade tuberculocida (por exemplo, compostos de amónio quaternário)	Superfícies de limpeza (por exemplo, chão, paredes); superfícies não críticas sem sangue visível; superfícies de contacto clínico

Descontaminação de equipamentos

Em geral, deve tentar-se evitar que o equipamento fique contaminado em primeiro lugar. Se tal não for possível, deve optar-se primeiro pela esterilização pelo calor. Se o equipamento não puder ser esterilizado pelo calor, deve utilizar-se um esterilizante líquido ou um desinfetante adequado para a descontaminação.

Devem ser enumerados os seguintes princípios, para reduzir a propagação de micróbios a partir de equipamento dentário utilizado na boca que penetre nos tecidos moles ou na estrutura dentária

Is the item disposable?
Yes
No
Discard the item
Clean, package and heat sterilize.

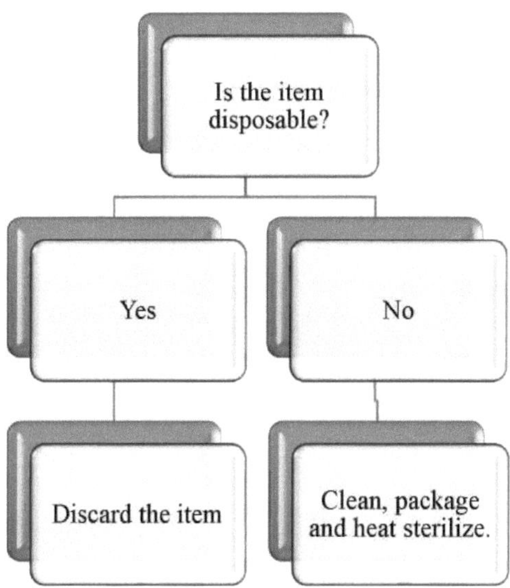

Se o artigo for utilizado na boca do doente, mas não penetrar nos tecidos moles ou na estrutura dentária, deve utilizar-se a seguinte abordagem para a descontaminação

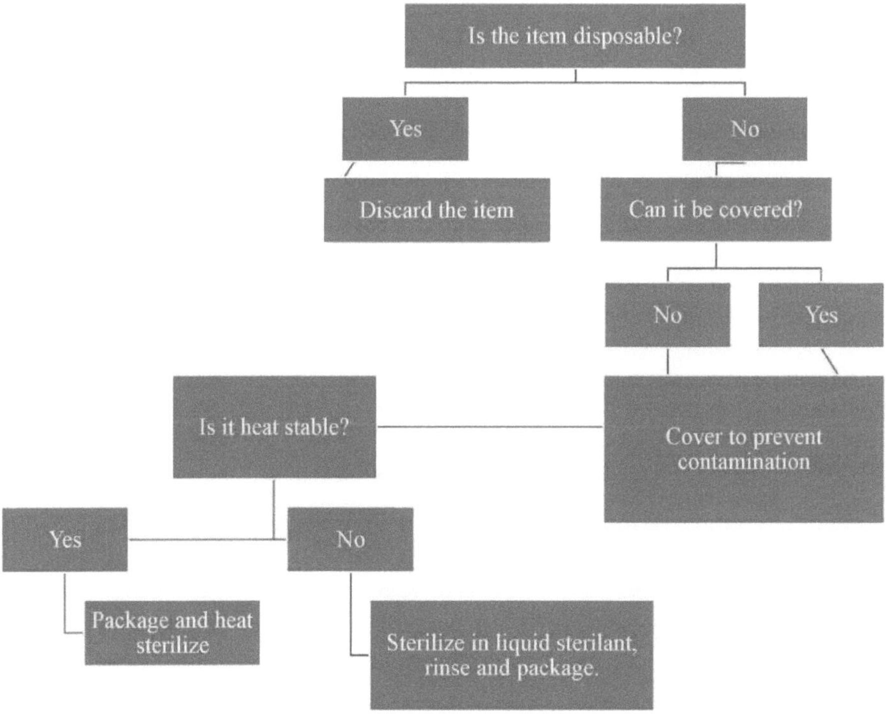

Is the item disposable?
Yes
No
Discard the item
Can it be covered?
No
Yes
Is it heat stable?
Cover to prevent contamination
Yes
No
Package and heat sterilize
Sterilize in liquid sterilant, rinse and package.

Deve utilizar-se a seguinte abordagem para os artigos que não são utilizados na boca do doente.

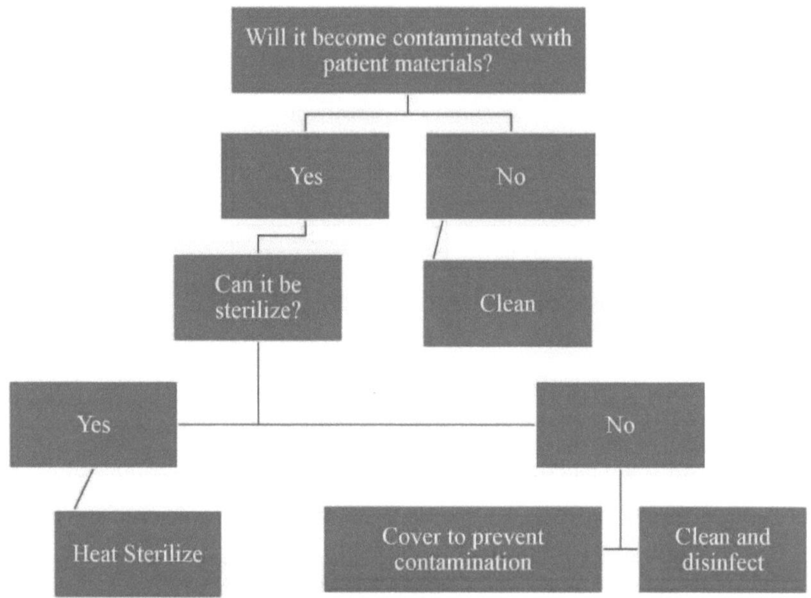

Distribuição asséptica de material dentário

São utilizados inúmeros materiais nos cuidados aos doentes e o seu armazenamento e distribuição representam um grande desafio para o controlo das infecções. Exemplos de tais artigos incluem bolas e rolos de algodão, pensos higiénicos, fio dental, papel de articulação, fio de retração, fio ortodôntico e tubos ou frascos de materiais dentários, para mencionar apenas alguns. Os principais problemas prendem-se com a assepsia e com a forma como estes materiais são obtidos para utilização no consultório sem contaminação cruzada.

Recolha asséptica

Se armazenar artigos de fornecimento a granel, como um contentor de rolos de algodão, deve utilizar um sistema de recolha assético (em vez de dedos com luvas revestidos de saliva) para evitar a contaminação de artigos não utilizados no contentor. A disponibilização de pinças esterilizadas (para retirar o artigo de fornecimento) com os instrumentos necessários para cada doente é uma abordagem a este problema. O armazenamento de consumíveis (ou instrumentos) em gavetas na cabina da cadeira presta-se à contaminação cruzada do puxador da gaveta (se não for coberto ou previamente limpo e desinfectado) ou dos artigos a granel no seu interior (se não for utilizada uma recolha asséptica).

Unidade de dosagem

O profissional de medicina dentária pode proteger os recipientes, frascos e tubos de materiais utilizados na cadeira em mais do que um doente com uma cobertura de superfície para cada doente ou, em alguns casos, pode efetuar uma limpeza e desinfeção prévias entre doentes. Muitos tipos de materiais descartáveis podem ser doseados por unidade, o que significa que os materiais são distribuídos ou embalados em pequenas quantidades suficientes para tratar apenas um doente e são colocados na cadeira antes do início dos cuidados. Por exemplo, uma embalagem pode conter quatro rolos de algodão, três bolas de algodão, dois pensos higiénicos, papel de articulação ou o que quer que seja previsto para um único doente. O que não for utilizado com um doente é deitado fora. Alguns artigos de fornecimento são doseados por unidade pelos fabricantes, poupando tempo ao pessoal do consultório. Apesar de a dosagem unitária poder resolver alguns problemas de contaminação cruzada, infelizmente pode ser dispendiosa e gerar desperdício se não for organizada corretamente.

REFERÊNCIAS

1. Miller CH. Esterilização e desinfeção. J Am Dent Assoc. 1992; 123:46-54.

2. Miller CH. Controlo da infeção, Dent Clin North Am. 1996; 40:437-456.

3. Miller CH. Estratégias para o controlo de infecções em medicina dentária. In ADA guide to dental therapeutics, 3rd ed., Chicago, 2003.

4. Molinari JA, Gleason MJ, Cottone JA, et al. propriedades de limpeza e desinfeção dos desinfectantes de superfícies dentárias. J Am Dent Assoc. 1988; 117:179182.

5. Williams HN, Singh R, Romberg E. contaminação da superfície no consultório dentário. J Am Dent Assoc. 2003; 134:325-330.

CAPÍTULO 12. CONTROLO DAS INFECÇÕES NOS LABORATÓRIOS DE PRÓTESE DENTÁRIA

Todos os laboratórios devem ter um pessoal responsável pela supervisão do controlo de infecções e, quaisquer que sejam os programas de infecções instituídos, estes devem ser coordenados com o consultório dentário.

Receção

Deve existir uma área de receção claramente designada para o laboratório, separada da área de produção. As bancadas e as superfícies de trabalho devem ser limpas e desinfectadas diariamente com um desinfetante adequado, utilizado de acordo com as instruções do fabricante. Recomenda-se a desinfeção semanal dos equipamentos, gavetas e superfícies de trabalho frequentemente utilizados e susceptíveis de estarem contaminados. As coberturas descartáveis de plástico, papel ou folha de alumínio devem ser mudadas com a frequência necessária.

Casos recebidos

A menos que o funcionário do laboratório saiba que o consultório dentário já procedeu à desinfeção, todos os casos devem ser desinfectados à medida que são recebidos. Devem ser usadas luvas de exame para proteger as mãos durante o manuseamento de cada impressão, pelo menos até esta ter sido desinfectada ou até o modelo ter sido preparado e desinfectado. As impressões e as próteses não devem ser expostas em excesso a soluções desinfectantes, uma vez que estas soluções podem danificar os materiais protéticos. Os recipientes têm de ser esterilizados ou desinfectados após cada utilização. Os materiais de embalagem devem ser eliminados para evitar a contaminação cruzada.

Estabelecimento de uma área de receção

A área de receção do laboratório de prótese dentária requer o controlo mais crítico da infeção. Esta zona deve estar localizada numa área separada mas próxima do laboratório principal, ou no local mais próximo da porta de entrada. Num consultório pequeno, a área pode ser designada por uma moldura de pintura. A sua principal função é proporcionar uma área onde todas as impressões, moldeiras, próteses, etc., sejam desinfectadas antes de entrarem no laboratório de processamento. Depois de concluídos, todos os casos acabados devem ser desinfectados e assinalados dessa forma na embalagem de devolução e na receita. Dependendo do laboratório, deve também ser verificada uma secção preenchida da prescrição do caso ou da documentação interna. A área de receção deve conter os seguintes elementos:

1. Procedimentos operacionais normalizados (SOPS).

2. lava-loiça

3. Soluções de desinfeção

4. Caixas de cartão

5. Sabonete antimicrobiano para as mãos

6. Luvas descartáveis

7. Canetas de tinta indelével

8. Contentor para resíduos perigosos

9. Toalhas descartáveis

10. Temporizadores

11. Limpador ultrassónico com tampa

12. Sacos de plástico descartáveis

1 3.Níveis de desinfeção auto-adesivos

14. Máscara descartável

15. Escovas e recipientes

A zona de receção deve utilizar todos os EPI adequados, incluindo uma bata ou casaco que permaneça na zona de trabalho contaminada, óculos com proteção lateral sólida ou uma proteção facial e máscara facial para proteção contra salpicos, e luvas para manusear artigos contaminados. A área de receção não pode ser utilizada como área de expedição, a menos que a área tenha sido limpa e desinfectada antes do início da expedição das caixas.

Área de produção

A área de produção deve ser gerida de acordo com as medidas de segurança padrão. Os artigos e materiais na área de produção devem ser desinfectados, pelo que não será necessário qualquer manuseamento especial. O pessoal do laboratório deve controlar a utilização e a entrada nesta área para garantir que não é permitida a entrada de artigos contaminados, a menos que tenha ocorrido uma descontaminação/desinfeção adequada. Se ocorrer algum tipo de acidente durante o fabrico da prótese que exponha o artigo a um fluido corporal (ou seja, picar um dedo numa aresta afiada, etc.), esse artigo deve ser desinfectado antes de passar para outra área do laboratório. São suficientes as técnicas de desinfeção normais descritas na secção sobre infecções clínicas e laboratoriais. Uma vez que não se trata de um objeto contaminado, o acidente não é tratado como um incidente de exposição.

Controlo de infecções na área de produção

Área de expedição

A área designada para a inspeção final e a expedição deve ser gerida de forma adequada para todos os artigos que saem do laboratório de prótese dentária. A desinfeção dos artigos que saem do laboratório de prótese dentária só é necessária se ficarem contaminados a ponto de o manuseamento não ser seguro. Todas as próteses devem ser desinfectadas pelo médico ou pelo seu pessoal imediatamente antes de serem colocadas na boca do doente. Esta área não pode ser a mesma que a área de receção, a menos que tenha sido devidamente limpa e desinfectada depois de todos os casos terem sido recebidos. Os casos devem ser colocados em sacos de plástico para evitar a possível contaminação dos materiais de transporte. Se um caso for transportado num líquido ou num contentor com gaze ou rolo de algodão molhados, etc., o contentor deve identificar esse líquido com um rótulo em conformidade com a norma de comunicação de perigos. A zona de expedição deve ser limpa pelo menos uma vez por dia. Todos os tabuleiros de caixas devem ser limpos antes de voltarem a ser utilizados para outra caixa.

Resíduos regulamentados e gerais :-

Os tabuleiros descartáveis, os materiais de impressão e outros resíduos produzidos na área de receção devem ser eliminados de acordo com a norma OSHA e com os regulamentos estatais e locais relativos à eliminação de resíduos hospitalares. A menos que os resíduos produzidos no laboratório se enquadrem na categoria de resíduos médicos regulamentados, estes materiais podem ser eliminados em contentores de resíduos normais. Na maioria das circunstâncias, serão geradas quantidades muito pequenas de resíduos regulamentados no laboratório dentário. Todos os artigos descartáveis que possam ser considerados cortantes (por exemplo, fio ortodôntico, lâminas descartáveis, brocas, etc.) devem ser eliminados em contentores adequados designados como "contentores para artigos cortantes descartáveis". Todos os artigos reutilizáveis devem ser considerados contaminados (por exemplo, tabuleiros metálicos) até que esses artigos sejam corretamente processados para reutilização. Se o material de embalagem tiver sido contaminado e não puder ser desinfectado, deve ser eliminado.

Controlo de infecções em laboratórios limpos

O laboratório dentário que funciona segundo o "conceito de isolamento" não necessita de precauções especiais na área de receção. Todos os procedimentos de desinfeção são concluídos na clínica pelo profissional de saúde dentária antes de qualquer material ou artigo ser enviado ou entregue ao laboratório. Um sinal e um sistema de monitorização devem avisar todos os utilizadores do laboratório de que só é permitida a entrada de artigos biologicamente limpos no laboratório. Todos os utilizadores ou clientes do laboratório devem carimbar ou anotar na autorização de trabalho, "este caso foi devidamente desinfectado antes da expedição". A zona de expedição deste laboratório é gerida de forma idêntica à de um laboratório dentário normal. A zona de produção deste laboratório é gerida de forma idêntica à do laboratório dentário normal.

Impressões, próteses, moldes, cera, aros, registos da relação mandibular

Artigos como moldes, registos da relação dos maxilares, moldes, restaurações protéticas e dispositivos que tenham estado na boca do doente devem ser devidamente desinfectados antes de serem enviados para um laboratório dentário. As impressões desinfectadas que são enviadas para o laboratório devem ser rotuladas como tal, de modo a evitar a duplicação do protocolo de desinfeção.

Impressões

As impressões devem ser enxaguadas para remover saliva, sangue e resíduos antes da desinfeção. As impressões podem ser desinfectadas por imersão em qualquer agente desinfetante compatível durante 15-30 minutos, de acordo com as recomendações do fabricante, e depois enxaguadas cuidadosamente com água. Uma vez que a compatibilidade de um material de impressão com um desinfetante varia, devem ser seguidas as recomendações do fabricante para uma desinfeção adequada. Recomenda-se a utilização de desinfectantes que exijam um tempo de desinfeção não superior a 30 minutos. A ADA e a FDI recomendam uma exposição de 10 minutos a 10 horas ao glutaraldeído, hipoclorito de sódio, iodóforo ou fenóis sintéticos, dependendo do tipo, enquanto no Reino Unido se recomenda uma exposição de 3 horas ao glutaraldeído.

Das impressões de alginato, silicone, borracha e elastómero, a última é a mais fácil de desinfetar. A imersão em glutaraldeído a 2% durante um máximo de 1 hora pode afetar os pormenores da superfície dos alginatos, mas causa poucas alterações dimensionais nas impressões de silicone e polissulfureto. Recentemente, foram introduzidos alginatos com desinfectantes integrados que parecem ser tanto bactericidas como virucidas.

Desinfeção de moldes dentários

Alginato	Imergir em iodóforos ou hipoclorito a 0,5%
Polissulfureto	Imergir em glutaraldeído, iodóforo, hipoclorito a 0,5% ou desinfetante fenólico
Silicone	A imersão em qualquer desinfetante é eficaz
Poliéter	Pulverizar e envolver em iodóforo, hipoclorito a 0,5% ou quaisquer

	desinfectantes fenólicos
Hidrocolóide	Imergir em iodóforo ou hipoclorito a 0,5%
Composto	Imergir em iodóforo ou hipoclorito a 0,5%

O desinfetante glutaraldeído não é utilizado para poliéteres, hidrocolóides ou compostos. O efeito dos derivados fenólicos no hidrocolóide e no composto é duvidoso. Os poliéteres são sensíveis à imersão. Daí a técnica de pulverização e envolvimento.

Modelos

Os modelos podem ser desinfectados com um spray de iodóforo utilizado de acordo com as instruções do fabricante. No entanto, são poucos os estudos sobre o efeito dos desinfectantes na precisão dimensional dos modelos. Devido à crescente variedade de materiais dentários utilizados intra-oralmente, os profissionais de saúde dentária devem consultar os fabricantes sobre a adequação de materiais específicos aos procedimentos de desinfeção.

Prótese dentária

As próteses dentárias e os aparelhos que tenham sido introduzidos na boca devem ser desinfectados antes de serem devolvidos ao laboratório. Do mesmo modo, as próteses dentárias recebidas do laboratório de prótese dentária devem ser lavadas. Devem ser desinfectadas e enxaguadas antes de serem introduzidas na boca do doente, exceto se forem desinfectadas no laboratório antes do transporte.

Quaisquer instrumentos, como a peça de mão, que estejam contaminados, devem ser sempre limpos e esterilizados antes de serem enviados para reparação.

Desinfeção de próteses, moldes, aros de cera e registos de relações maxilares

Material	**Método de desinfeção**
Elencos de pedra	Pulverizar ou mergulhar em hipoclorito ou iodóforo
Próteses parciais fixas (metal/porcelana)	Imergir em glutaraldeído

Próteses totais removíveis (acrílico/porcelana)	Imergir em iodóforos ou compostos de cloro
Próteses parciais removíveis (metal/acrílico)	Imergir em iodóforos ou compostos de cloro
Aros de cera/mordedura	Pulverizar - limpar - pulverizar com iodóforos

Controlo da infeção no laboratório de microbiologia e patologia

O pessoal do laboratório que recebe a amostra de biópsia só o deve fazer depois de adotar as técnicas de barreira. Não tocar em qualquer material do doente sem usar um par de luvas. Todo o procedimento de processamento, corte e coloração de tecidos deve ser efectuado com as mãos protegidas por luvas. Também devem ser tomadas precauções semelhantes para as amostras microbiológicas. Devem ser respeitadas as precauções universais aquando da colheita de sangue para exames hematológicos. Deitar também fora todos os objectos contaminados com sangue ou fluidos corporais num saco impermeável devidamente rotulado como risco biológico e eliminá-los como resíduos regulamentados. É obrigatório que todas as pessoas que lidam com sangue ou fluidos corporais tomem todas as precauções de imunização.

Dentes extraídos em ambientes educativos dentários

O manuseamento de dentes extraídos utilizados em contextos de formação dentária é diferente de dar aos doentes os seus próprios dentes extraídos. Vários estados permitem que os doentes fiquem com esses dentes, porque estes não são considerados resíduos regulamentados (patológicos) ou porque a parte do corpo removida (dente) se torna propriedade do doente e não entra no sistema de resíduos.

Os dentes extraídos utilizados para a educação de DHCW devem ser considerados infecciosos e classificados como espécimes clínicos porque contêm sangue. Todas as pessoas que recolhem, transportam ou manipulam dentes extraídos devem manuseá-los com as mesmas precauções que uma amostra para biopsia. As precauções universais devem ser respeitadas sempre que se manipulam dentes extraídos. Uma vez que os exercícios educativos pré-clínicos simulam a experiência clínica, os estudantes inscritos em programas educativos de medicina dentária devem aderir às precauções universais tanto em ambientes pré-clínicos como clínicos. Além disso, todas as pessoas que manuseiam dentes extraídos em ambientes de formação dentária devem receber a vacina contra a hepatite B. As superfícies de trabalho e o equipamento devem ser limpos e descontaminados com um germicida químico líquido adequado após a conclusão das actividades de trabalho.

REFERÊNCIAS

1. Kaul R, Purra AR, Farooq R, Khateeb SU, Ahmad F, Parvez PA. Controlo da infeção em laboratórios dentários. A Review. IJCCI 4:19-32; 2012.

2. Miller CH. Controlo da infeção, doenças infecciosas e medicina dentária. Dent Clin North Am 40(2):437-456; 1996.

3. S Anil, L P Samaranayake. *Controlo de Infecções na Prática Dentária.* 2nd ed. 1999.

CAPÍTULO 13. CONCEPÇÃO DE CONSULTÓRIOS DENTÁRIOS

O sucesso de um programa eficaz de controlo de infecções depende, em parte, da conceção adequada do consultório. Os seguintes aspectos devem ser abordados na área de tratamento, na área não tratada e na área de apoio ao tratamento, tendo em conta a estética, a atração dos doentes e o efeito na produtividade.

Um consultório ortodôntico moderno pode ser dividido em seis áreas, de acordo com a sua função (segundo a Angle Society, 1974)

1. Área de tratamento, incluindo sala de registos e área de escovagem dos dentes

2. Sala de receção

3. Laboratório, câmara escura, armazenamento de material

4. Sala de consulta

5. Escritório do rececionista, incluindo a área comercial

6. Salas de descanso

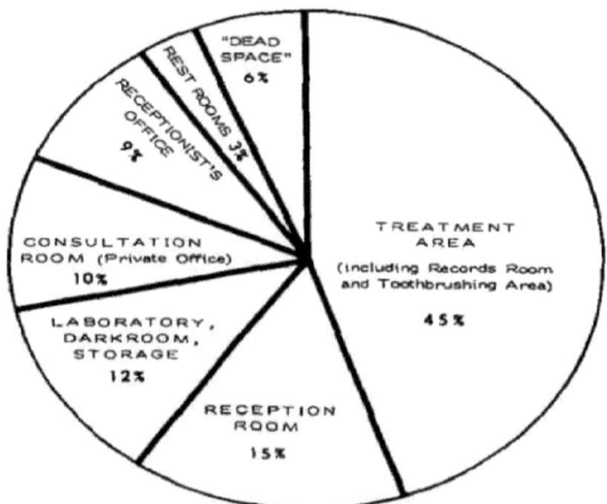

FIGURA 5 - Divisões funcionais do consultório ortodôntico. As percentagens indicam a distribuição ideal de espaço para uma disposição equilibrada do consultório. (De acordo com a Angle Society, 1974).

Uma boa maneira de iniciar o processo é definir objectivos e diferenciar entre os componentes essenciais e não essenciais do escritório.

Componente essencial	Componente não essencial
Área de receção	Sala de consulta
Área de tratamento	Várias salas de tratamento
Área de esterilização	Laboratório/sala de esterilização
Balcão de consultoria	Casa de banho
	sala de raios X

Num consultório bem concebido, a área de tratamento deve compreender cerca de 45% da área total do consultório. Deve incluir uma sala de registos concebida para conter todo o equipamento de raios X, os modelos de estudo e as pastas de registos de raios X de todos os doentes actuais, e uma cadeira para tirar impressões e exames de registos, no mínimo. Deve ser prevista uma alcova para escovagem dos dentes do doente ou um nicho de medicina dentária preventiva na extremidade da área de tratamento. Isto serve não só para a higiene oral de cada doente antes da consulta, mas também para a educação do doente em geral. A área de tratamento propriamente dita pode ser dividida numa sala de tratamento e numa ou mais salas de tratamento com uma única cadeira. O conceito de sala de tratamento permite salas espaçosas e estimula um ambiente de consultório descontraído e uma melhor cooperação com o doente.

Existem basicamente três tipos de conceitos de área de tratamento, como se segue: (1) Baía aberta, (2) semi-privado, e (3) salas de tratamento individuais.

As salas de tratamento de compartimentos abertos são comuns nos consultórios de ortodontia onde existem

As restrições de espaço, de modo a acomodar o número máximo de cadeiras dentárias. No entanto, não existe privacidade para os pacientes durante o tratamento. Este tipo de áreas de tratamento é frequentemente visto em consultórios individuais de grande volume, onde os adolescentes são atendidos para consultas curtas, bem como em instituições de ensino e hospitais. Geralmente, as cadeiras dentárias são colocadas a uma distância mínima de 1,8 m (medida a partir do centro da cadeira).

As salas de tratamento semi-privadas são utilizadas quando um médico pretende atender mais do que um paciente de cada vez, mantendo alguma privacidade para o paciente. Existe algum tipo de divisória entre as cadeiras dentárias para proporcionar uma obstrução visual. A orientação das cadeiras também pode ser alterada para proporcionar mais privacidade ao doente. No entanto, devido à divisória incompleta, os sons do tratamento e da conversa não podem ser contidos. O vidro é um dos materiais mais populares utilizados neste tipo de divisórias devido ao seu aspeto limpo, baixo custo e facilidade de manutenção. No entanto, não é tão absorvente do som como alguns dos outros materiais disponíveis, como a placa de gesso.

As salas de tratamento individuais são unidades autónomas, com apenas uma cadeira dentária em cada sala. São ideais para a privacidade do paciente e para o ambiente geral da clínica, devido à contenção dos sons do tratamento, tais como o ruído da turbina dentária e do scaler ultrassónico. Nestes casos, para uma eficiência máxima, todas as salas de tratamento devem ter o mesmo tamanho, equipamento e disposição. Isto permitirá que o médico efectue qualquer procedimento regular em qualquer sala de tratamento. Evitará também que a agenda de marcações se concentre em determinadas salas de tratamento "preferidas" ou que haja um atraso na colocação dos doentes enquanto uma determinada sala está ocupada ou a ser preparada. Também é importante colocar as salas de tratamento próximas umas das outras para facilitar a deslocação do médico entre salas e para aumentar a produtividade. Deve ter-se muito cuidado ao planear a disposição das salas de tratamento se forem projectadas mais de quatro salas de tratamento, para garantir um padrão de tráfego suave.

A área de receção deve ocupar aproximadamente 15% da área total, o que a torna o segundo maior componente de um consultório funcional e eficiente. Em termos diferentes, a sala de receção adequada deve ter cerca de um terço do tamanho de toda a área de tratamento. É preferível dispor de assentos no perímetro da sala de receção, de modo a manter toda a área à vista do rececionista. A maioria dos arquitectos acredita que a área da receção é uma das áreas mais primordiais numa clínica de ortodontia, porque é o local onde os pacientes passam o tempo ansiosos pelo tratamento. Isto faz com que seja o local perfeito para a arquitetura tentar acalmar a ansiedade dos pacientes. As características do design da sala de receção, como a altura do teto, as portas, a carpintaria, a iluminação e as cores, podem ser utilizadas para definir o tom da visita do paciente.

O laboratório, a câmara escura e as áreas de armazenamento de material, coletivamente, devem envolver 12% da área total do consultório. Estas três categorias estão agrupadas funcionalmente, mas nenhuma delas serve diretamente o doente ou os pais. Esta atribuição de espaço baseia-se no facto de todo o trabalho da câmara escura e do laboratório ser efectuado nas instalações e não enviado para o exterior.

A sala de consulta e o gabinete privado devem ocupar cerca de 10% da área total.

O gabinete do rececionista, incluindo as áreas de secretariado e de negócios, ocupa 9% do bem proporcionado gabinete de ortodontia.

As casas de banho, tanto públicas como privadas, devem consumir cerca de 3% do espaço disponível.

Os restantes 6% do espaço representam "espaço morto". É normalmente expresso sob a forma de corredores ou passagens necessárias para as transições entre salas, espaço que não tem qualquer função primária exceto a de ligar outros espaços.

Planta e fluxo de tráfego

As áreas de tratamento de doentes geram o nível mais elevado de salpicos com carga microbiana. Estas áreas têm de ser separadas da área de apoio ao tratamento, bem como das áreas sem tratamento, para reduzir a contaminação cruzada através dos sistemas de tratamento de ar, dos doentes, do pessoal e dos visitantes.

As áreas de consulta devem estar localizadas mais perto das áreas administrativas e de receção, seguidas da sala de higiene/educação do doente e das salas de tratamento completas.

As consultas mais longas devem ser marcadas para o bloco operatório mais distante e as visitas mais curtas para as primeiras salas de tratamento. Desta forma, o maior fluxo de tráfego de doentes/visitantes é direcionado para longe das áreas de tratamento extensivo e de apoio ao tratamento.

O IRC e o laboratório devem ser acessíveis às áreas de tratamento. As áreas de tráfego de doentes não devem incluir o laboratório e o IRC. Deve haver acesso direto da área de receção ao bloco operatório programado. A melhor localização para uma sala de utilidades que contenha o aspirador central e o compressor de ar é adjacente ao laboratório, de modo a permitir o acesso para a limpeza de filtros e sifões. É desejável que exista uma entrada privada para o pessoal, que deve estar localizada junto à sala de convívio do pessoal e ao laboratório, numa zona afastada mas acessível. O gabinete privado deve estar localizado longe das áreas de tratamento e de apoio, exceto se for utilizado para consultas de doentes.

Jogos

As torneiras dos lavatórios e os dispensadores de sabão ou loção devem ser accionados com o pé ou com o braço para minimizar o contacto com as mãos. Os dispensadores devem ser montados na parede para reduzir o manuseamento. As torneiras e os dispensadores eléctricos para lavatórios podem ser uma alternativa interessante. Os dispensadores de toalhas de papel também colocam um dilema de contaminação. Os dispensadores de toalhas montados na parede "sem contacto" são preferíveis. As torneiras de lavatório controladas manualmente, se existirem, devem ser fechadas com uma toalha de papel após a lavagem e secagem das mãos. As toalhas de pano nunca devem ser utilizadas, uma vez que retêm um elevado número de micróbios e constituem uma fonte de contaminação cruzada. Conceção das instalações e utilização de materiais.

O bloco operatório é a área de tratamento que produz o nível mais elevado de agentes patogénicos, pelo que todos os pavimentos, paredes, superfícies, armários, gavetas e equipamento devem ser feitos de materiais não porosos lisos e sem costuras, que não só inibam a acumulação de micróbios, como também possam ser facilmente limpos e desinfectados.

A alcatifa não deve ser utilizada nas áreas de tratamento ou de apoio ao tratamento. Há vários anos que se recomenda a utilização de um revestimento de vinil rígido em rolo contínuo. Se for utilizada alcatifa, esta deve ser de fibra sintética de baixo pelo, firmemente tecida, sem almofada e colada diretamente ao subpavimento. As alcatifas de lã ou de pelo alto são difíceis de limpar e podem atrair um grande número de agentes patogénicos. Nos armários e balcões podem ser utilizados vinil, vidro, laminados de resina, aço inoxidável ou resinas processadas. O metilacrilato de dimetilo (Corian-Dupont) é um material não poroso e não mancha que, segundo o fabricante, não lasca, não descolora nem racha. Pode ser utilizado para salpicos nas costas, balcões, frentes de armários, superfícies superiores de carrinhos de dentista ou lavatórios. Também está disponível como revestimento para estruturas existentes.

O laboratório deve ser concebido com uma área de trabalho adequada. Os armários devem suportar pequenos equipamentos auxiliares, tais como luzes de cura. Estes artigos devem ser protegidos contra aerossóis e salpicos.

As áreas de trabalho devem ter ventilação positiva para controlar os vapores nocivos dos vários produtos químicos utilizados nas áreas laboratoriais e de esterilização, mas simultaneamente deve ser evitado o transporte de micróbios de uma área para outra através dos sistemas de ventilação, impedindo a recirculação do ar contaminado. As gavetas devem ser feitas de materiais impermeáveis e ser facilmente removíveis para limpeza e desinfeção. Todos os instrumentos devem ser retirados do IRC e devolvidos no final do tratamento.

Centro de recirculação de instrumentos

O IRC é o núcleo do programa de controlo de infecções do consultório, pelo que deve estar convenientemente localizado em relação a todas as áreas de tratamento. O IRC também deve ser concebido numa área que evite as vias de circulação direta dos doentes.

O IRC serve as seguintes necessidades:

a) Limpeza prévia de todos os instrumentos contaminados

b) Secagem, seleção e acondicionamento de artigos

c) Esterilização (calor e química)

d) Armazenamento.

REFERÊNCIAS

1. Varghese J, Doshi V. Conceção de gabinetes de ortodontia: Princípios e prática. Semin Orthod. 2016; 22(4):289-296.

2. Bhatnagar S, Bagga DK, Sharma P, Kumar P, Sharma R. Infection control strategy in orthodontic office. Eur J of Gen Dent. 2013; 2:1-7.

3. Cottone JA, Terezhelmy GT, Molinari JA. Controlo prático de infecções em medicina dentária. William e Wilkins. 2nd ed. Baltimore; 1996.

4. Depaola LG, Managan D, Mills S, Costerton W, Barbeau J, Shearer B et al. Uma revisão da ciência relativamente às linhas de água das unidades dentárias. J Am Dent Assoc. 2002; 133:1199-206.

5. Hamula W. Projeto de um consultório de ortodontia. Planeamento de uma área de esterilização. J Clin Orthod 1991; 25:375-81.

6. Peck S. Principles of Orthodontic Office Design. Angle Orthod.1974; 44:162166.

CAPÍTULO 14. GESTÃO DE RESÍDUOS

Todos os funcionários devem conhecer os regulamentos da administração de segurança e saúde no trabalho (OSHA) relativos a agentes patogénicos transmitidos pelo sangue, materiais perigosos e utilização segura de produtos químicos no laboratório e a agência de proteção ambiental (EPA) que trata dos níveis de exposição a produtos químicos, calor e radiação no local de trabalho e da descarga e tratamento final de resíduos.

Gestão de resíduos infecciosos

1. Sangue em forma líquida

Na esmagadora maioria das áreas, o sangue (mesmo misturado com outros fluidos, como a saliva) pode ser derramado nos coletores dos lavatórios e nas linhas de evacuação, que devem ser cuidadosamente lavadas pelo menos uma vez por dia. Deve ser introduzida uma solução desinfetante nos tubos, seguida de um enxaguamento final com água. A nova diretriz de controlo de infecções do CDC contém uma recomendação sobre a descarga de sangue ou de outros fluidos corporais nos esgotos sanitários ou nas fossas sépticas. O CDC indica que se deve deitar sangue, fluidos aspirados ou outros resíduos líquidos num dreno ligado a um sistema de esgotos sanitários, desde que os requisitos locais de descarga de esgotos sejam cumpridos e o estado tenha declarado que este é um método aceitável de eliminação. É necessário usar equipamento de proteção individual adequado durante a execução desta tarefa.

2. Resíduos patológicos (dentes e outros tecidos)

Os dentes e outros resíduos de tecidos são considerados potencialmente infecciosos, pelo que a sua eliminação deve ser regulamentada. Deve utilizar-se sempre um contentor com código de cores e etiquetas que impeça fugas (por exemplo, um saco de risco biológico) para conter resíduos médicos não cortantes e regulamentados.

Muitas áreas permitem a esterilização interna deste tipo de artigos. O procedimento mais fácil e mais eficaz é a esterilização por calor. A autoclavagem a vapor é o método de eleição. No entanto, a informação publicada indica que um esterilizador de vapor químico insaturado é eficaz na neutralização de resíduos patológicos. Nunca se deve utilizar um forno de calor seco.

Os consultórios e clínicas devem ser discretos quanto à eliminação final dos resíduos hospitalares infecciosos tratados. Os relatórios indicam que os transportadores de resíduos se recusaram a esvaziar o lixo ou os contentores de lixo se o sangue e os artigos sujos de sangue fossem visíveis. A melhor opção é provavelmente colocar os artigos tratados num tipo de contentor selado, como uma caixa de cartão, antes da eliminação.

Um problema comum envolve o tratamento de dentes que contêm restaurações de amálgama. O calor da esterilização pode criar vapores perigosos de mercúrio. Os dentes restaurados com amálgama podem ser desinfectados antes de serem eliminados. O ideal é utilizar um produto químico esterilizante (por exemplo, glutaraldeído de alta concentração). Um dente pode ser adicionado a um pequeno volume de glutaraldeído fresco num recipiente fechado. A exposição deve ser de pelo menos 30 minutos. De seguida, deve-se enxaguar bem os dentes tratados. A nova diretriz do CDC permite que os dentes extraídos sejam devolvidos ao doente.

É necessário eliminar os dentes e outros tecidos tratados de acordo com os regulamentos locais. Muitas áreas permitem que os itens tratados sejam adicionados ao fluxo de resíduos não regulamentados. Os resíduos patológicos devem ser escondidos da vista do público. A eliminação final deve ser efectuada num recipiente seguro.

Os resíduos hospitalares regulamentados tratados são resíduos tratados (normalmente por aplicação de calor ou por incineração) para reduzir ou eliminar a sua patogenicidade.

Os resíduos patológicos potencialmente infecciosos (dentes extraídos e tecido associado, algodão embebido em sangue, gaze, pellets, coberturas de tecido, etc.) devem ser embalados num saco de plástico/papel autoclavável e autoclavados antes de serem eliminados.

3. Objectos cortantes

Os instrumentos cortantes contaminados com sangue e saliva do doente devem ser considerados como infectados e devem ser tomadas as precauções necessárias para evitar ferimentos. Para evitar acidentes com agulhas, deve preferir-se a utilização de seringas descartáveis e os instrumentos cortantes devem ser colocados em recipientes fechados, estanques e resistentes à perfuração, rotulados com um símbolo de risco biológico e codificados por cores para uma fácil identificação.

As precauções que devem ser tomadas quando se utilizam instrumentos cortantes são as seguintes:

a) Todo o pessoal deve usar vestuário de proteção durante as operações clínicas e de limpeza.

b) Todo o pessoal que contacta com fluidos corporais deve ser vacinado.

c) Os instrumentos cortantes não devem ser deixados à mão e não devem ser passados de mão em mão.

d) As agulhas devem ser colocadas na respetiva tampa com a ajuda de um instrumento adequado e devem ser eliminadas imediatamente após a sua utilização.

e) As caixas de instrumentos cortantes devem ser em quantidade suficiente e quando 3/4 das caixas estiverem cheias, os resíduos devem ser eliminados. Deve haver alguém responsável por trocar as caixas cheias pelas vazias. Todo o pessoal deve ter conhecimentos pormenorizados sobre a utilização e a eliminação de instrumentos cortantes.

f) A gaze, os rolos de algodão e os resíduos descartáveis contaminados com sangue devem ser colocados em sacos de plástico impermeáveis e retirados.

g) A probabilidade de qualquer tipo de transferência de microrganismos através da roupa é baixa. Por conseguinte, a lavagem e secagem normais da roupa suja é um bom método de limpeza e é suficiente.

h) Devem ser usadas luvas durante o processamento de sangue, fluidos de tubos que absorvem saliva e outros resíduos líquidos. Os líquidos devem ser vertidos com cuidado para um canal ligado aos esgotos.

SEPARAÇÃO DOS RESÍDUOS HOSPITALARES EM SACOS COM CÓDIGO DE CORES

1. Resíduos anatómicos humanos - Tecidos humanos

2. Resíduos de microbiologia e biotecnologia - culturas de células de laboratório, agentes infecciosos, pratos e dispositivos utilizados para a transferência de culturas

3. Resíduos sujos - materiais contaminados com sangue e fluidos corporais, tais como algodão, pensos, roupa de cama, etc.

Eliminação de resíduos: Incineração

1. Resíduos sólidos desinfectados - resíduos gerados a partir de artigos de eliminação, que não sejam resíduos de material cortante, tais como pratos de plástico ou de borracha, luvas, conjuntos de linhas IV, tubos, etc.

Eliminação dos resíduos: Desinfeção química e envio para trituração

1. Resíduos de material cortante (desinfectado) - agulhas, seringas, bisturis, lâminas, vidro, etc. (inclui material cortante usado e não usado)

Eliminação de resíduos: as agulhas devem ser queimadas num queimador de agulhas.

Seringas usadas e desinfectadas a enviar para trituração

1.Medicamentos deitados fora - medicamentos fora de prazo, contaminados e deitados fora

2.Resíduos químicos (sólidos)- produtos químicos utilizados na desinfeção, como a solução sólida de hipoclorito de sódio

Eliminação de resíduos: eliminação no aterro da empresa

REFERÊNCIAS

1. Bhatnagar S, Bagga DK, Sharma P, Kumar P, Sharma R. Infection control strategy in orthodontic office. Eur J Gen Dentistry. 2013; 2:1-7.

2. Anil S, Samaranayake LP, Georges Krygier. *Controlo prático de infecções em medicina dentária.* 1st ed. Delhi AITBS Pub; 1999.

3. Unthank M. Planeamento do consultório dentário. J Am Dent Assoc. 1999; 130:1579-82.

4. Miller CH, Paelnik CJ. *Controlo de infecções e gestão de materiais perigosos para a equipa de medicina dentária.* 3rd ed. CV Mosby Co; 2005.

5. Soben Peter. *Odontologia Preventiva e Comunitária.* 4th ed. Arya Medi Publishing House Pvt. Ltd. 2009.

CAPÍTULO 15. MÉTODOS FUTUROS

As doenças infecciosas são uma das principais causas de doença e morte em todo o mundo. A enorme diversidade de micróbios, combinada com a sua capacidade de evoluir e de se adaptar a populações, ambientes, práticas e tecnologias em constante mudança, cria ameaças permanentes para a saúde e desafia continuamente os nossos esforços para prevenir e controlar as doenças infecciosas.

Um Quadro do CDC para a Prevenção de Doenças Infecciosas: Sustaining the Essentials and Innovating for the Future-CDC's ID Framework-foi desenvolvido para fornecer um roteiro para melhorar a nossa capacidade de prevenir doenças infecciosas conhecidas e para reconhecer e controlar ameaças raras, altamente perigosas e emergentes, através de um sistema de saúde pública dos EUA reforçado, adaptável e polivalente. Embora o seu objetivo principal seja orientar as actividades do CDC no domínio das doenças infecciosas, o documento foi também concebido para orientar a ação colectiva no domínio da saúde pública numa altura em que os recursos são limitados e as decisões difíceis, ao mesmo tempo que se promovem oportunidades para melhorar a saúde da nação através de novas ideias, parcerias, inovações técnicas, ferramentas validadas e políticas baseadas em provas.

O quadro de ID define três elementos críticos para estes esforços: uma saúde pública forte

O documento descreve os fundamentos da saúde pública, incluindo a vigilância de doenças infecciosas, a deteção laboratorial e a investigação epidemiológica; intervenções de grande impacto; e políticas de saúde sólidas. O documento também descreve as actividades prioritárias para alcançar estes componentes essenciais da saúde pública, destacando as oportunidades oferecidas pelas inovações científicas e tecnológicas, as novas parcerias e a evolução dos sistemas de saúde pública e de cuidados de saúde dos EUA.

Elemento 1. Reforçar os fundamentos da saúde pública, incluindo a vigilância das doenças infecciosas, a deteção laboratorial e a investigação epidemiológica.

Fundamentos sólidos de saúde pública a nível local, estatal e nacional - incluindo vigilância de doenças, deteção laboratorial e investigação epidemiológica - são a base da capacidade dos EUA para proteger o público de doenças infecciosas e para salvar vidas durante surtos e outros eventos de saúde invulgares. Estas três actividades fundamentais criam e sustentam um sistema de saúde pública flexível e polivalente que reduz as doenças endémicas e está pronto e apto a responder a novas ameaças. As prioridades do Elemento 1 incluem o trabalho com parceiros de saúde pública e de cuidados de saúde para manter e reforçar os conhecimentos e as práticas em matéria de saúde pública e para promover o desenvolvimento e a formação da mão de obra, assegurando que as capacidades essenciais não sofram erosão.

- Modernizar a vigilância das doenças infecciosas para impulsionar a ação da saúde pública

- Alargar o papel dos laboratórios clínicos e de saúde pública no controlo e prevenção de doenças

- Promover o desenvolvimento da força de trabalho e a formação para sustentar e reforçar a prática da saúde pública

Elemento 2. Identificar e implementar intervenções de saúde pública de grande impacto para reduzir as doenças infecciosas.

Os esforços concentrados para prevenir e controlar as doenças infecciosas de elevada incidência podem alcançar resultados dramáticos num curto espaço de tempo, reduzindo a incidência das doenças e as desigualdades em matéria de saúde e poupando vidas e dinheiro. As prioridades do Elemento 2 incluem a identificação e validação de novos instrumentos de prevenção e controlo de doenças e a aceleração da adoção e utilização generalizada de métodos comprovados para diminuir a doença e a morte por doenças e condições de especial preocupação.

- Identificar e validar instrumentos de grande impacto para a redução de doenças, incluindo novas vacinas: estratégias e instrumentos para o controlo e tratamento de infecções; e intervenções para reduzir as doenças transmitidas por animais ou insectos.

• Utilizar instrumentos e intervenções comprovados para reduzir as doenças infecciosas de elevada incidência, incluindo as doenças evitáveis por vacinação, as infecções associadas aos cuidados de saúde, o VIH/SIDA, as infecções de origem alimentar e a hepatite viral crónica.

Elemento 3. Desenvolver e promover políticas de prevenção, deteção e controlo de doenças infecciosas

A proteção da nação contra as doenças infecciosas exige políticas de saúde sólidas e baseadas em dados concretos, concebidas para assegurar o desenvolvimento e a aplicação adequados de medidas de prevenção das doenças infecciosas; reduzir as disparidades em matéria de saúde e melhorar a saúde das populações vulneráveis; e promover a colaboração com parceiros mundiais para reduzir a propagação transfronteiriça de doenças e conter os surtos na sua fonte. Para serem mais eficazes, estas políticas devem refletir os melhores conhecimentos científicos e as melhores ideias em matéria de saúde pública, com um amplo contributo e a consideração de diferentes perspectivas para garantir o reconhecimento dos factores sociais complexos que afectam a saúde da nação. Por conseguinte, o desenvolvimento de políticas deve ir além das comunidades de saúde pública e de cuidados de saúde para envolver as partes interessadas e outros parceiros de vários sectores e especialidades. As prioridades do Elemento 3 incluem assegurar a disponibilidade de dados científicos sólidos para apoiar o desenvolvimento de políticas no CDC e em organizações parceiras, ao mesmo tempo que se trabalha para fazer avançar políticas estabelecidas e novas para reduzir as doenças infecciosas.

• Assegurar a disponibilidade de dados científicos sólidos para apoiar o desenvolvimento de políticas baseadas em provas e com uma boa relação custo-eficácia.

• Promover políticas destinadas a melhorar a prevenção, a deteção e o controlo de doenças infecciosas para ajudar a integrar práticas clínicas de prevenção de doenças infecciosas nos cuidados de saúde dos EUA; aumentar o envolvimento da comunidade e dos indivíduos nos esforços de prevenção de doenças; reforçar a capacidade global de detetar e responder a surtos com potencial para atravessar fronteiras; abordar a resistência microbiana aos medicamentos; e promover abordagens "Uma Só Saúde" para prevenir o aparecimento c a propagação de doenças zoonóticas.

Parcerias e execução

A concretização da visão do CDC de um sistema de saúde pública dos EUA forte e vigilante - pronto e capaz de prevenir e controlar doenças endémicas e de responder a ameaças novas e emergentes - exige esforços sustentados, coordenados e complementares de muitos indivíduos e grupos. O Quadro de ID foi concebido para fazer avançar estes esforços, utilizados de forma óptima em múltiplas capacidades, tais como

- Trabalhar com os departamentos de saúde estatais e locais para manter e melhorar os fundamentos da saúde pública e abordar questões prioritárias de doenças infecciosas.
- Coordenação com a saúde pública, os cuidados de saúde e outros parceiros para aumentar as acções e formular e fazer avançar políticas que melhorem a saúde da nação
- Ajudar os líderes comunitários e as empresas a melhorar a prontidão da resposta local
- Educar o público sobre os esforços interligados necessários para prevenir e controlar as doenças infecciosas e o seu papel na proteção da saúde

Murray et al. estudaram as mudanças de comportamento entre os consumidores de drogas por via intravenosa na Austrália no que respeita à ocorrência do VIH e do vírus da hepatite C (VHC) e, utilizando um modelo matemático, fizeram projecções sobre a prevalência futura destas duas doenças. Law e colegas modelaram a incidência do VHC na Austrália, preocupados com o impacto da infeção por hepatite C no desenvolvimento de doença hepática crónica e no aumento da mortalidade. Estes dois artigos demonstram as relações entre um agente infecioso e uma doença crónica e os autores discutem a sua preocupação com o peso que estas infecções terão nas populações futuras.

Pappalardo e colegas estão preocupados com a relação entre mulheres grávidas infectadas simultaneamente com VIH e VHC e o impacto no recém-nascido. A avaliação exacta deste risco tem sido dificultada pelo número reduzido de estudos observacionais individuais. Os autores efectuaram uma meta-análise e incluíram 10 estudos nas suas investigações. Ao desenvolverem grupos maiores de casos para análise, concluíram que os recém-nascidos de mães co-infectadas com o VIH aumentam o risco de infeção pelo VHC nesses bebés.

De los Angeles e colegas realizaram uma investigação sobre a seroprevalência do VIH em homens que fazem sexo com homens na Argentina, a fim de determinar os factores de risco relacionados com a infeção pelo VIH. As suas análises indicam que a idade, a situação profissional, o historial anterior de doenças sexualmente transmissíveis e um parceiro seropositivo são factores de risco. O resultado das suas investigações deverá ter impacto na orientação das actividades de controlo e prevenção do VIH.

Lagarde e colegas relataram as suas investigações sobre o VIH na África Ocidental, salientando as diferenças na epidemiologia desta infeção em relação a outras partes de África. Descrevem a relação entre a mobilidade e a propagação nas zonas rurais, com os migrantes rurais temporariamente localizados em zonas urbanas a serem infectados e a transportarem o VIH para as zonas rurais. Esta constatação não é nova, mas sublinha a importância de instituir medidas de prevenção, incluindo a educação para a saúde, que pode desempenhar um papel significativo na contenção desta forma de transmissão.

Todd e colegas analisaram a utilização de ensaios clínicos aleatórios para avaliar medidas de controlo e prevenção da infeção pelo VIH. Analisaram a homogenicidade, o número e a dimensão das comunidades e concluíram que o poder dos ensaios aleatórios comunitários pode ser melhorado seleccionando comunidades homogéneas ou estratificando as comunidades antes da aleatorização.

Pezzotti e colegas estavam interessados em desenvolver uma estimativa mais exacta da prevalência da infeção pelo VIH do que aquela que poderia ser determinada a partir de uma única fonte de dados. Cruzaram dados de prevalência de quatro fontes e, aplicando a metodologia de captura-recaptura, concluíram que estes métodos podem melhorar a exatidão das estimativas da prevalência da infeção pelo VIH.

Inigo e colegas estavam preocupados em melhorar o conhecimento do momento da transmissão da tuberculose (TB) nas populações. Comparando a análise molecular dos organismos Mycobacterium tuberculosis e a informação epidemiológica convencional e utilizando o método de análise de captura-recaptura, conseguiram desenvolver uma melhor estimativa do momento de transmissão da TB. Esta tecnologia melhora a nossa capacidade de definir os parâmetros de propagação da TB, o que pode ter um impacto na implementação de medidas de controlo e prevenção.

Hussain e colegas investigaram a prevalência da TB em reclusos numa província do Paquistão.10 Utilizando testes cutâneos e esfregaços de expetoração, conseguiram definir a extensão da infeção entre os reclusos (prevalência de 48%) e determinar os factores de risco significativos associados à infeção. Recomendam as seguintes medidas para controlar e prevenir este problema: rastreio de rotina dos reclusos à entrada, utilização de esfregaços de expetoração e de testes cutâneos para o diagnóstico de TB ativa ou latente, respetivamente, tratamento clínico ou profilático, conforme adequado, redução da sobrelotação, educação e vigilância da saúde pública dos reclusos de longa duração.

Lago e colegas estudaram a deteção de poliovírus em águas residuais após uma campanha de imunização contra a poliomielite em Cuba. A sua preocupação prendia-se com as recentes epidemias de poliovírus causadas pelo vírus derivado da vacina e com o facto de este vírus poder continuar a circular após a "erradicação" do vírus selvagem. Como complemento à vigilância da paralisia flácida aguda, a recolha de amostras de águas residuais pode ser um importante método auxiliar de vigilância. As suas investigações revelam que a deteção do vírus nas águas residuais utilizando a PCR (reação em cadeia da polimerase) foi tão sensível para a deteção do poliovírus como os métodos normais de cultura celular e de neutralização. O poliovírus foi identificado em amostras fecais de crianças até à sétima semana após a vacinação e o mesmo poliovírus foi identificado em águas residuais até 15 semanas após a vacinação.

Embora esta metodologia precise de ser avaliada quanto à sua sensibilidade, aumenta a nossa capacidade de avaliar a erradicação do poliovírus nas comunidades.

Cooper e Bird investigaram a incidência projectada da variante da doença de Creutzfeldt-Jakob (vCJD) associada à exposição alimentar à encefalopatia espongiforme bovina (BSE) no Reino Unido para duas coortes de nascimento (1942-1969 e pós-1969). Concluíram que existe um maior risco de desenvolver vDCJ no período de 2001-2005 para a coorte de nascimentos pós-1969 do que para a coorte anterior. No entanto, prevê-se que ocorram muito poucos casos de DCJv na coorte de nascimentos pós-1969 após 2010, ao passo que se prevê que quase metade dos casos de DCJv ocorram até 2010 na coorte de nascimentos de 1940-1969. A utilização de modelos de simulação é bem demonstrada neste documento e permite considerar projecções da ocorrência desta doença.

Ao centrarmo-nos nos problemas das doenças infecciosas emergentes e reemergentes, não devemos menosprezar outras doenças e problemas de saúde que também têm um impacto significativo em todos nós. Com limites finitos para os nossos recursos de controlo e prevenção de doenças, temos de aprender a utilizar melhor esses recursos. Um melhor planeamento, uma maior atenção à formação, uma maior eficácia e o reforço da colaboração e da cooperação entre países contribuirão para os nossos esforços de redução do peso da doença.

REFERÊNCIAS

1. Thomas R. Frieden- *Um quadro dos CDC para a prevenção de doenças infecciosas: Sustentar o essencial e inovar para o futuro*. Departamento de Saúde e Serviços Humanos dos EUA, Serviço de Saúde Pública. 2011.

2. Brachman PS: Doenças infecciosas - passado, presente e futuro. Int J Epidemiol. 2003; 32:684-686.

3. Murray JM, Law MG, Gao Z, Kaldor JM. The impact of behavioural changes on the prevalence of human immunodeficiency virus and hepatitis C among injecting drug users. Int J Epidemiol. 2003; 32: 708-14.

4. Law MG, Dore GJ, Bath N *et al.* Modelação da incidência, prevalência e sequelas a

longo prazo do vírus da hepatite C na Austrália, 2001. Int J Epidemiol. 2003; 32:717-24.

5. Pappalardo BL. Influência da co-infeção materna pelo vírus da imunodeficiência humana (VIH) na transmissão vertical do vírus da hepatite C (VHC): uma meta-análise. Int J Epidemiol. 2003; 32:727-34.

6. Pando LA, M, Maulen S, Weissenbacher M et al. High human immunodeficiency virus type 1 seroprevalence in men who have sex with men in Buenos Aires, Argentina: risk factors for infection. Int J Epidemiol. 2003; 32:735-40.

7. Lagarde E, Schim van der Loeff M, Enel C et al. Mobilidade e propagação do vírus da imunodeficiência humana nas zonas rurais da África Ocidental. Int J Epidemiol. 2003; 32:744-52.

8. Todd J, Carpenter L, Li X, Nakiyingi J, Gray R, Hayes R. The effects of alternative study designs on the power of community randomized trials: evidence from three studies of human immunodeficiency virus prevention in East Africa. Int J Epidemiol. 2003; 32:755-62.

9. Pezzotti P, Piovesan C, Michieletto F, Zanella F, Rezza G, Gallo G. Estimativa do número cumulativo de diagnósticos do vírus da imunodeficiência humana através do cruzamento de dados de quatro fontes diferentes. Int J Epidemiol. 2003; 32:778-83.

10. Hussain H, Akhtar S, Nanan D. Prevalência e factores de risco associados à infeção por Mycobacterium tuberculosis em prisioneiros, Província da Fronteira Noroeste, Paquistão. Int J Epidemiol. 2003; 32:794-99.

11. Cooper JD, Bird SM. Predicting incidence of variant Creutzfeldt-Jakob disease from UK dietary exposure to bovine spongiform encephalopathy for the 1940 to 1969 and post-1969 birth cohorts. Int J Epidemiol. 2003; 32:784-91.

CAPÍTULO 16. CONCLUSÃO

O controlo das infecções numa clínica está subjacente à máxima da medicina "primeiro não causar danos". O objetivo do controlo de infecções é controlar as infecções iatrogénicas e nosocomiais entre os doentes e a potencial exposição profissional dos prestadores de cuidados a micróbios causadores de doenças durante a prestação de cuidados. Os dentistas enfrentam muitos tipos e quantidades de microrganismos devido às suas profissões que requerem um contacto íntimo com os seus pacientes. Estes microrganismos podem provocar uma doença simples, como a gripe, ou uma doença grave, como a infeção por hepatite ou a SIDA. Por este motivo, tendo em conta que cada paciente é potencialmente infecioso, devem ser tomadas todas as medidas durante a prática dentária. "Mais vale prevenir do que remediar", um provérbio bem adequado à esterilização. O controlo da infeção na prática dentária tornou-se uma questão importante após a identificação do HBV e do VIH como ameaças para os profissionais de medicina dentária nas últimas três décadas. Assim, os métodos de esterilização e desinfeção devem ser implementados meticulosamente e a sua eficácia tem uma importância crucial para o médico e para a saúde do paciente. Embora os ortodontistas normalmente não trabalhem com tecidos e tratem doenças infecciosas, os pacientes podem ainda ser portadores de germes que infectam outras pessoas.

Assim, o ortodontista deve formular e implementar uma estratégia abrangente de controlo de infecções, sem comprometer os factores custo-eficácia e tempo, que salvaguarde não só a sua própria saúde, mas também a do pessoal auxiliar e até da comunidade. Atualmente, a utilização de técnicas de esterilização adequadas é importante devido a aspectos profissionais, éticos e legais. Embora não seja possível obter uma esterilização completa na clínica ortodôntica, ela pode ser alcançada com o uso de novas técnicas. Na prática ortodôntica, fornecer uma esterilização completa requer um esforço sério. A presença de doenças transmissíveis, como o HIV/SIDA e a Hepatite B e C, torna absolutamente necessário proteger o pessoal da clínica e os pacientes da contaminação cruzada, utilizando técnicas eficazes de desinfeção e esterilização.

A esterilização dos instrumentos utilizados em ortodontia acarreta alguns problemas especiais, devido às regiões de articulação e às arestas de corte que são difíceis de limpar e esterilizar. Para além disso, é necessário evitar danos durante as operações de limpeza, pois a reparação ou renovação dos equipamentos é dispendiosa. As clínicas de ortodontia, que funcionam com um número limitado de instrumentos e aparelhos, preferem métodos rápidos de esterilização para um trabalho eficaz. Para tal, para além do planeamento da área de esterilização nas clínicas de ortodontia, é necessário aprender novas técnicas e soluções de desinfeção e esterilização.

O prestador de cuidados dentários deve ter conhecimentos sobre as doenças que se encontram habitualmente no laboratório de prótese dentária e deve seguir normas elevadas de controlo de infecções para segurança dos pacientes e dos profissionais de saúde dentária.

Os dados actuais sugerem que a equipa dentária pode não possuir conhecimentos adequados sobre as normas de controlo de infecções e salientam a necessidade de uma política de controlo de infecções para qualquer consultório dentário, com ênfase na formação certificada obrigatória para todo o pessoal, na disponibilização de equipamento e espaço e na atribuição de tempo e recursos específicos para o efeito.

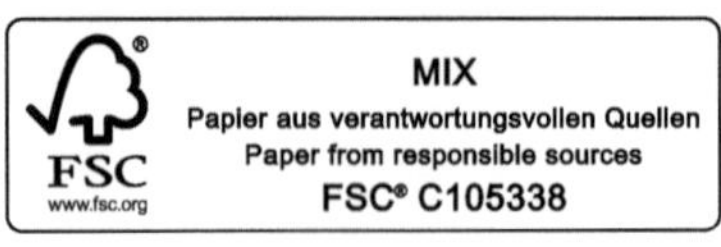

Printed by Books on Demand GmbH, Norderstedt / Germany